PUNEETH KUMAR R
SUNIL MUDDAIAH

ORTODONTIA ACELERADA

PUNEETH KUMAR R
SUNIL MUDDAIAH

ORTODONTIA ACELERADA

ScienciaScripts

Imprint

Any brand names and product names mentioned in this book are subject to trademark, brand or patent protection and are trademarks or registered trademarks of their respective holders. The use of brand names, product names, common names, trade names, product descriptions etc. even without a particular marking in this work is in no way to be construed to mean that such names may be regarded as unrestricted in respect of trademark and brand protection legislation and could thus be used by anyone.

Cover image: www.ingimage.com

This book is a translation from the original published under ISBN 978-620-7-45669-7.

Publisher:
Sciencia Scripts
is a trademark of
Dodo Books Indian Ocean Ltd. and OmniScriptum S.R.L publishing group

120 High Road, East Finchley, London, N2 9ED, United Kingdom
Str. Armeneasca 28/1, office 1, Chisinau MD-2012, Republic of Moldova, Europe
Printed at: see last page
ISBN: 978-620-7-66458-0

Índice

INTRODUÇÃO

O movimento dentário ortodôntico é um processo biológico caracterizado pela remodelação do ligamento periodontal dentário e do osso alveolar em resposta a uma força ortodôntica que irá promover extensas alterações celulares e moleculares no periodonto. O tempo de tratamento ortodôntico varia entre 21-27 e 25-35 meses para as terapias sem extração e com extração, respetivamente [1,4]

O tratamento ortodôntico enquadra-se nos critérios de importância crítica e nos procedimentos dentários avançados, uma vez que assegura a obtenção de dentes alinhados naturalmente, tratando a má oclusão e restaurando a estética, o que, no mundo atual, se tornou uma questão de preocupação primordial. O tratamento ortodôntico, para além de melhorar a aparência, tem a vantagem de prevenir os problemas de má oclusão susceptíveis de ocorrer no futuro, como cáries, deformidade da fala, problemas periodontais, forças mastigatórias alteradas, problemas da articulação temporomandibular, edentulismo precoce e reabsorção radicular[1] . No entanto, estes tratamentos exigem um empenhamento sincero do paciente e paciência, uma vez que duram um período de tempo prolongado. No mundo atual, onde a rapidez é a necessidade da situação, são necessários avanços e modificações no procedimento de tratamento ortodôntico de rotina.

O tratamento ortodôntico envolve a reorganização dos tecidos esqueléticos e dentários. No entanto, a duração do tratamento é uma das principais preocupações dos doentes submetidos a tratamento ortodôntico fixo. Este período de tratamento ortodôntico (normalmente 2-3 anos) tem, nestes casos, vários inconvenientes para os doentes, tais como uma maior predisposição para a reabsorção radicular, cáries dentárias e hiperplasia gengival, etc.

A ortodontia tem vindo a desenvolver-se muito no sentido de alcançar os resultados desejados, tanto a nível clínico como técnico. Isto é especialmente verdade através da utilização de novas tecnologias como o software de estimulação que pode ajudar no planeamento do tratamento e nos produtos translacionais. Além disso, a modificação contínua de fios e braquetes, como resultado das eficiências biomecânicas em ortodontia, melhorou muito. No entanto, estes sistemas biomecânicos podem ter atingido o seu limite e existe a necessidade de desenvolver novos métodos para acelerar o movimento dos dentes.

Atualmente, continua a ser um grande desafio reduzir a duração dos tratamentos ortodônticos. É um dos impedimentos comuns que os ortodontistas enfrentam e causa irritação nos adultos, para além de aumentar os riscos de cáries, recessão gengival e reabsorção radicular.

Foram feitas várias tentativas para criar diferentes abordagens, tanto pré-clínicas como clínicas, de modo a obter resultados mais rápidos, mas ainda existem muitas incertezas e perguntas sem resposta relativamente à maioria destas técnicas. Consequentemente, os investigadores introduziram alguns métodos para acelerar a velocidade do movimento dentário sem quaisquer inconvenientes. A maioria das tentativas pode ser categorizada em abordagens biológicas, físicas, biomecânicas e cirúrgicas. Antes de entrar em detalhes sobre essas tentativas, precisamos entender os fundamentos dos movimentos dentários ortodônticos e os fatores que iniciam a inibição e o atraso do movimento dentário.

O movimento dentário ortodôntico ocorre na presença de um estímulo mecânico sequenciado pela remodelação do osso alveolar e do ligamento periodontal (PDL). A remodelação óssea é um processo de reabsorção óssea no lado da pressão e de formação óssea no lado da tensão[1] . O movimento dentário ortodôntico pode ser controlado pelo tamanho da força aplicada e pelas respostas biológicas do PDL[2] . A força aplicada sobre os dentes vai provocar alterações no microambiente em torno do PDL devido a alterações do fluxo sanguíneo, levando à secreção de diferentes mediadores inflamatórios, tais como citocinas, factores de crescimento, neurotransmissores, factores estimuladores de colónias e metabolitos do ácido araquidónico. Como resultado destas secreções, ocorre a remodelação do osso[3,4] .

PERSPECTIVA HISTÓRICA

A movimentação dentária ortodôntica assistida cirurgicamente tem sido utilizada desde o século XIX. A movimentação dentária facilitada por corticotomia foi descrita pela primeira vez por L.C. Bryan em 1893. No entanto, ela foi introduzida pela primeira vez em 1959 por Kole[5] como um meio de movimentação dentária rápida. Acreditava-se que a principal resistência ao movimento dentário eram as placas corticais do osso e, ao interromper a sua continuidade, a ortodontia poderia ser concluída em muito menos tempo do que o normalmente esperado. O procedimento de Kole envolve a reflexão de retalhos de espessura total para expor o osso alveolar vestibular e lingual, seguidos de cortes interdentais através do osso cortical e penetrando pouco no osso medular (estilo corticotomia). Os cortes horizontais subapicais que ligam os cortes interdentários eram do tipo osteotomia, penetrando em toda a espessura do alvéolo. Devido à natureza invasiva da técnica de Kole, esta nunca foi amplamente aceite.

Düker[6] utilizou a técnica básica de Kole em cães beagle para investigar como o movimento rápido dos dentes com a corticotomia afecta a vitalidade dos dentes e o periodonto marginal. A saúde do periodonto foi preservada evitando-se o osso da crista marginal durante os cortes de corticotomia. Concluiu-se que nem a polpa nem o periodonto foram danificados após a movimentação ortodôntica dos dentes após a cirurgia de corticotomia. Os resultados ajudaram a fundamentar a crença sobre a saúde da crista óssea em relação aos cortes de corticotomia. Em contraste com a noção de Kole, Wilcko observou em 2001 que um mecanismo temporário localizado de desmineralização-remineralização no arcabouço ósseo alveolar era responsável pela movimentação dentária acelerada. Ele combinou a cirurgia ortodôntica avançada facilitada por corticotomia com enxerto alveolar numa técnica referida como Ortodontia Osteogénica Acelerada (AOO) e, mais recentemente, como PAOO. Vários

43

5

relatos indicam que essa técnica é segura, eficaz, extremamente previsível, associada a menor reabsorção radicular e menor tempo de tratamento, podendo reduzir a necessidade de cirurgia ortognática em determinadas situações [3,4, 8-12] .

Em 2004, Cruz et al. realizaram o primeiro estudo em humanos para examinar como a terapia laser de baixa intensidade afectava o movimento dos dentes ortodônticos. Demonstraram que, durante um período de 60 dias, os cães irradiados recuaram 34% mais rapidamente do que os cães de controlo[7] . Park et al. desenvolveram um procedimento cirúrgico diferente, denominado "corticision", em 2006, que se pensava ser um método micro-invasivo para acelerar a movimentação dentária[8] . Com o objetivo de

Para facilitar o movimento rápido dos dentes, Vercelotti e Podesta utilizaram pela primeira vez a piezocirurgia em conjunto com elevações de retalho padrão em 2007[9] . Utilizando uma faca piezoeléctrica, Dibart et al. descreveram em 2009 a piezocisão, que não afectou o palato ‑ nem o córtex lingual[10] .

O sistema PROPEL, uma nova abordagem para acelerar a remodelação do osso alveolar, foi criado e patenteado. Para mover os dentes para a posição clinicamente desejável de forma mais consistente e rápida, as microosteoperfurações (MOPs) do sistema PROPEL activam citocinas no osso[11] .

O conceito de utilização de abordagens físicas surgiu da ideia de que a aplicação de forças ortodônticas provoca a flexão do osso (teoria da flexão do osso) e o desenvolvimento de um potencial bioelétrico. O local côncavo será carregado negativamente atraindo osteoblastos e o local convexo será carregado positivamente atraindo osteoclastos como detectado por Zengo[43] nas suas medições em osso alveolar de cão. O potencial bioelétrico é criado quando há aplicação de forças descontínuas, o que leva à ideia de experimentar forças cíclicas e vibrações. Verificou-se que a aplicação de vibrações com diferentes durações por dia acelerou os movimentos dentários entre 15% e 30% em experiências com animais. Fujita et al., em 2008, utilizaram laser de baixo nível (LLL) de diodo Ga-Al-As de 810 nm e ondas contínuas de 100 mW em ratos e descobriram que os lasers de baixo nível podem acelerar a movimentação dentária ortodôntica. Mais tarde, Doshi-Mehta G, Kau e Limpanichkul estudaram o LLL em seres humanos e apoiaram Fujita et al. Nishimura, que utilizou a estimulação vibracional a uma taxa de 60 Hz, 1,0 m/s (2/8 min/dia) em ratos para explicar o movimento dentário ortodôntico acelerado (AOTM). Kau et al. utilizaram a vibração de ressonância a uma taxa de 20 a 30 Hz/20 min/dia em humanos para demonstrar a AOTM. Davidovitch sugeriu que a utilização de corrente eléctrica direta à taxa de 7 V pode acelerar o movimento dentário.

PRINCÍPIOS BIOLÓGICOS SUBJACENTES AO MOVIMENTO DENTÁRIO ACELERADO

A força ortodôntica induz uma resposta celular no ligamento periodontal, que provoca a reabsorção óssea no lado da pressão e a deposição óssea no lado da tensão. Isto acontece através da indução de osteoclastos pela via RANK-RANKL e da presença de vários mediadores inflamatórios, como IL-1, IL-8, TNF-alfa, etc.

Os métodos cirúrgicos têm sido utilizados desde há muito tempo para acelerar a movimentação dentária. Estes métodos baseavam-se no princípio de que, quando o osso é irritado cirurgicamente, é iniciada uma cascata de inflamação que provoca um aumento da osteoclastogénese, causando assim uma movimentação dentária mais rápida.

Também foi demonstrado que a estimulação mecânica ou física do ligamento periodontal aumenta a velocidade da remodelação óssea. Está provado que actuam induzindo a osteoclastogénese através da indução da via RANK/RANKL e da indução de moléculas de sinalização como a MAPK (Mitogen Activated Protein Kinase), c-fos e óxido nítrico. Estas modalidades também demonstraram reduzir a recidiva, a dor e a reabsorção radicular causadas pelas forças ortodônticas.

DIFERENTES ABORDAGENS PARA ACELERAR O RITMO DA MOVIMENTAÇÃO DENTÁRIA

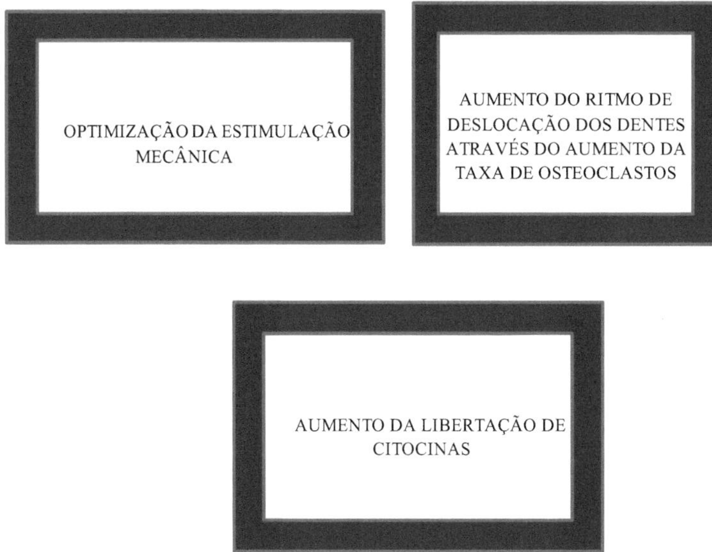

Todas as teorias concordam que a ativação dos osteoclastos é o principal fator de controlo da taxa de movimentação dentária ortodôntica.

9

MÉTODOS DE ACELERAÇÃO DO MOVIMENTO DENTÁRIO

1. ABORDAGEM BIOLÓGICA

✓ Citocinas

✓ Prostaglandina

✓ Vitamina D3

✓ Harmona paratiroideia (PTH)

✓ Relaxina

2. ABORDAGEM CIRÚRGICA

a) INVASIVO:

✓ Fenómeno de aceleração regional

✓ Cirurgia alveolar interseptal

✓ Corticotomia

✓ Ortodontia osteogénica periodonticamente acelerada (PAOO)

✓ Retração imediata do canino após extração de pré-molares

b) MICRO-INVASIVO:

✓ Corticisão

✓ Piezocisão

3. Micro osteoperfurações (MOP)ESTIMULAÇÃO MECÂNICA ou MÉTODOS ASSISTIDOS POR DISPOSITIVO (NÃO INVASIVOS)

✓ Terapia laser de baixo nível

✓ Vibrações cíclicas

✓ Corrente eléctrica direta

✓ Campo eletromagnético pulsado

✓   Ultra-sons pulsados de baixa intensidade

ABORDAGEM BIOLÓGICA

As forças ortodônticas causam movimento de fluido no espaço do ligamento periodontal e distorção da matriz óssea e das células. Há libertação de moléculas que iniciam a remodelação óssea para a movimentação dentária. Existem várias investigações sobre agentes farmacológicos que actuam como biomoduladores para aumentar o movimento dentário ortodôntico

Efeito das citocinas no movimento dentário:

Verificou-se que a elevada concentração de citocinas como as interleucinas IL-1, IL-2, IL-3, IL-6, IL-8 e o fator de necrose tumoral alfa (TNF) desempenham um papel importante na remodelação óssea; além disso, a interleucina-1 (IL-1) estimula a função dos osteoclastos através do seu recetor nos osteoclastos[3] . Verificou-se também que o stress mecânico devido ao tratamento ortodôntico aumentou a produção de prostaglandina PGE e IL-1 beta nos ligamentos periodontais. Estas experiências foram efectuadas em gatos, em que um canino foi inclinado distalmente com 80 g de força, de horas a dias, e depois foram efectuadas experiências de imunohistoquímica e microfotometria para medir a intensidade de PGE e IL-1 beta, que se verificou ser mais elevada na tensão[4] . Outras citocinas que também estão envolvidas na aceleração do movimento dentário são o RANKL, que é uma proteína ligada à membrana dos osteoblastos que se liga ao RANK dos osteoclastos e provoca a osteoclastogénese[5-7] . Por outro lado, a osteoprotegerina (OPG) compete com a RANKL na ligação aos osteoclastos para inibir a osteoclastogénese. O processo de remodelação óssea é um equilíbrio entre o sistema (RANKL- RANK) e o composto OPG[8,9] . Em relação a isto, a utilização de moléculas biológicas na aceleração da movimentação dentária[10] foi demonstrada em duas experiências únicas, nas quais se demonstrou que a transferência do gene RANKL para o tecido periodontal induziu uma expressão genética prolongada para o aumento da osteoclastogénese e aceleração da movimentação dentária em ratos. Por outro lado, a transferência do gene OPG inibiu as movimentações dentárias ortodônticas[28] . Noutro estudo, verificou-se que os dentes juvenis se movimentam mais rapidamente do que os adultos, o que se deve à menor quantidade de rácio RANKL/OPG no fluido crevicular gengival (GCF) em pacientes adultos, medido pelo método de ensaio imunoenzimático.

Também foi encontrada uma correlação entre RANK, OPG e reabsorção radicular durante o movimento ortodôntico dos dentes e os pacientes com reabsorção radicular produziram uma grande quantidade de RANKL no local comprimido[15,29] .

Efeito das prostaglandinas no movimento dentário:

As prostaglandinas (PGs) são mediadores inflamatórios e uma hormona parácrina que actua nas células vizinhas; estimulam a reabsorção óssea aumentando diretamente o número de osteoclastos. Foram realizadas experiências in vivo e in vitro para mostrar claramente a relação entre as PGs, as forças aplicadas e a aceleração do movimento dentário. Yamasaki[10,11] foi um dos primeiros a investigar o efeito da administração local de prostaglandina em ratos e macacos. Além disso, experiências realizadas em[7] mostraram que as injecções de PGE2 exógena durante um período de tempo prolongado provocaram a aceleração dos movimentos dentários em ratos. Além disso, a taxa de aceleração não foi afetada por injecções únicas ou múltiplas ou entre diferentes concentrações da PGE2 injectada. No entanto, a reabsorção radicular estava claramente relacionada com as diferentes concentrações e número de injecções administradas. Também foi demonstrado que a administração de PGE2 na presença de cálcio estabiliza a reabsorção radicular enquanto acelera o movimento dentário[13] .

Além disso, a PGE2 produzida quimicamente foi estudada em ensaios humanos com experiências de boca dividida nos casos de extração do primeiro pré-molar. Nestas experiências, a taxa de retração distal dos caninos foi 1,6 vezes mais rápida do que o lado de controlo[12] .

É geralmente administrada por via submucosa com injecções administradas na gengiva. Após a administração de L.A., 0,1 ml de solução de PGE em soro fisiológico é injetado por via submucosa (Fig. 1).

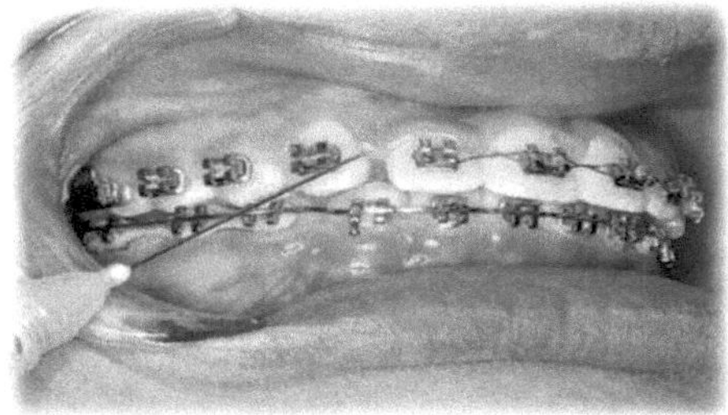

Figura 1

Desvantagens:

➢ As injecções são administradas em intervalos semanais.

➢ Dores fortes após as injecções.

➢ Para minimizar esta situação, foi experimentada a injeção local de PGE, um análogo do misoprostol, e verificou-se que era eficaz no aumento da movimentação dentária ortodôntica com menos dor.

Efeito da vitamina D3 na movimentação dentária:

A vitamina D3 também tem atraído a atenção de alguns investigadores para o seu papel na aceleração do movimento dentário. O 1,25 dihidroxicolecalciferol é uma forma hormonal da vitamina D e desempenha um papel importante na homeostasia do cálcio com a calcitonina e a hormona paratiroide (PTH).

13

Outro grupo de investigadores[16] realizou uma experiência em que injectou o metabolito da vitamina D na PDL de gatos durante várias semanas; verificou-se que a vitamina D acelerou o movimento dentário em 60% mais do que o grupo de controlo devido ao aumento de osteoclastos no lado da pressão, tal como detectado histologicamente. Foi também investigada uma comparação entre a injeção local de vitamina D e PGEs em dois grupos diferentes de ratos. Verificou-se que não existe uma diferença significativa na aceleração entre os dois grupos. No entanto, o número de osteoblastos no lado da pressão que foi injetado com vitamina D foi maior do que no lado da PGE2. Isto indica que a vitamina D pode ser mais eficaz no turnover ósseo[17] .

Efeito da PTH na movimentação dentária:

Foi demonstrado que a PTH acelera o movimento dentário ortodôntico em ratos, o qual foi estudado através da infusão contínua de PTH (1 a 10 µg/100 g de peso corporal/dia) implantada na região dorsocervical, e os molares foram movidos 2 a 3 vezes mais rapidamente para mesial por mola helicoidal ortodôntica[18] .

Alguns estudos demonstraram que a PTH injetada localmente induz a reabsorção óssea local e que é mais vantajoso administrar PTH localmente do que sistemicamente[30] . O desenvolvimento de uma aplicação de libertação lenta que mantém a concentração local de PTH durante um longo período de tempo foi muito eficaz, como se pode ver em[19] , onde a injeção diária de PTH dissolvida em gel permitiu uma libertação lenta que causou uma aceleração 1,6 vezes mais rápida dos dentes, em comparação com a injeção diária de PTH dissolvida em solução salina, que não causou qualquer aceleração.

Efeito da relaxina no movimento dentário:

A relaxina é uma hormona que ajuda durante o parto através do alargamento dos ligamentos públicos nas mulheres e sugere-se que esteja presente na sutura craniana e no PDL[31] . O papel da relaxina é conhecido na remodelação dos tecidos moles e não na remodelação do osso. Foi demonstrado que aumenta o colagénio no local de tensão e diminui-o no local de compressão durante o movimento ortodôntico[32,33] . Além disso, a administração de relaxina humana pode acelerar as fases iniciais do movimento dentário ortodôntico em experiências com ratos[20] . No entanto, outro estudo mostrou que a relaxina humana não acelera a movimentação dentária ortodôntica em ratos, mas pode reduzir o nível de PDL

organização e resistência mecânica da PDL e aumento da mobilidade dentária [21]. Nestas experiências foram também efectuados estudos in vitro para testar a resistência mecânica da PDL e a mobilidade dentária, utilizando tecido de 20 ratos adicionais que tinham recebido previamente o mesmo tratamento com relaxina durante vários dias. [21]

A remodelação da PDL pela relaxina pode reduzir a taxa de recidiva após o tratamento ortodôntico, tal como sugerido por outros[34.] Recentemente, foram realizados ensaios clínicos aleatórios em seres humanos através de injecções semanais de 50 µg de relaxina ou de um controlo placebo durante 8 semanas. O movimento dentário foi medido semanalmente em impressões de polivinil siloxano que foram digitalizadas. Não houve diferença significativa entre o grupo de relaxina e o grupo de controlo com placebo relativamente à aceleração e recidiva. [22] No entanto, o mecanismo pelo qual a relaxina acelera o movimento dentário ainda não é totalmente compreendido.

Osteocalcina: A osteocalcina parece aumentar o número de osteoclastos, de acordo com dados histológicos. O efeito da osteocalcina na administração local acelerou a OTM devido a um aumento da osteoclastogénese no lado da pressão [13].

Tiroxina: tem um efeito na absorção de cálcio nos intestinos. Acelera o movimento dos dentes ao acelerar a reabsorção óssea. Tem um efeito indireto na rotação óssea e no desenvolvimento da osteoporose.

ABORDAGEM CIRÚRGICA

Em 1931, Bichlmayr introduziu uma técnica cirúrgica para a correção rápida da protrusão maxilar severa com aparelhos ortodônticos. Primeiramente, foram removidas cunhas ósseas para reduzir o volume de osso através do qual as raízes dos dentes anteriores superiores precisariam ser retraídas.

Em 1959, Kole expandiu essa filosofia, abordando movimentos adicionais, incluindo o fechamento de espaços e a correção de mordidas cruzadas. Eles sugeriram que blocos ósseos (unidade osso-dente) foram criados como resultado da corticotomia, causando assim um movimento dentário mais rápido. Esse conceito prevaleceu até 2001, quando Wilcko et al. mostraram um processo transitório de desmineralização-remineralização ocorrendo após a corticotomia. [11] Este processo foi designado por PAOO (Periodontally Accelerated Osteogenic Orthodontics). Este conceito foi descrito anteriormente por Frost em 1983 e foi designado por RAP (Regional Acceleratory Phenomenon).[5]

Fenómeno de aceleração regional:

O fenómeno de aceleração regional (PAR) é uma resposta local a um estímulo nocivo, que descreve um processo pelo qual o tecido se forma mais rapidamente do que o processo normal de regeneração regional. Ao reforçar as várias fases de cicatrização, este fenómeno faz com que a cicatrização ocorra 2 a 10 vezes mais rapidamente do que a cicatrização fisiológica normal (Frost, 1983).[5]

Muitos estudos têm relatado um aumento na atividade de marcadores inflamatórios, como quimiocinas e citocinas, em resposta às forças ortodônticas. As quimiocinas desempenham um papel importante no recrutamento de células precursoras dos osteoclastos e as citocinas, direta ou indiretamente, através da via da prostaglandina E2 e da via RANK/RANKL, conduzem à diferenciação dos osteoclastos das suas células precursoras em osteoclastos maduros. Por conseguinte, é lógico assumir que o aumento da expressão destes factores, através da irritação cirúrgica do osso, deverá acelerar o movimento dentário. [1-4]

Um estudo histológico mostrou que a decorticação alveolar selectiva induziu um aumento da renovação da esponjosa alveolar (Sebaoun et al 2008). A cirurgia resulta num aumento substancial da desmineralização alveolar, uma condição transitória e reversível. Isto resultará em osteopénia (diminuição temporária da densidade mineral óssea). A osteopenia permite o movimento rápido dos dentes, uma vez que estes são suportados e movidos através do osso trabecular. Enquanto o movimento dentário continuar, há um prolongamento da RAP. Quando a RAP se dissipa, a osteopenia desaparece e a imagem radiográfica da esponjosa normal reaparece. Então, quando a movimentação dentária ortodôntica se completa, cria-se um ambiente que favorece a remineralização alveolar.

Em termos simples, quando o osso é irritado cirurgicamente, é criada uma ferida. Esta ferida dá início a uma resposta inflamatória localizada. Devido à presença de marcadores inflamatórios, os osteoclastos migram para a zona e provocam a reabsorção óssea. Este efeito, no entanto, é temporário, dura cerca de 4 meses e o procedimento precisa d e   ser repetido, caso seja necessário um movimento dentário mais rápido.

Cirurgia alveolar interseptal:

A cirurgia alveolar interseptal divide-se em distração da PDL ou do osso dentoalveolar; um exemplo de ambas é a distração rápida do canino. Liou et al. (1998)[31] na distração rápida do canino PDL, para reduzir a resistência no lado da pressão, o osso interseptal distal ao canino é cirurgicamente minado durante a extração dos primeiros pré-molares. O movimento do dente é mais fácil e mais rápido, uma vez que o osso compacto é substituído pelo osso tecido e a resistência do osso é reduzida. [32]

A incisão horizontal da mucosa é efectuada paralelamente à margem gengival do canino e do pré-molar, para além da profundidade do vestíbulo. O primeiro pré-molar é extraído e é efectuada uma osteotomia vertical no aspeto anterior do canino, ligando vários orifícios corticais feitos no osso alveolar, passando 3 a 5 mm acima do ápice do canino. Uma osteotomia semelhante foi efectuada ao longo do aspeto posterior entre a raiz vestibular do primeiro pré-molar e o canino. O osso cortical vestibular do primeiro pré-molar é removido. Os osteótomos maiores são usados para mobilizar completamente o segmento alveolar que inclui o canino, fracturando o osso esponjoso circundante [Fig. 2-3]. Na maxila, saindo da membrana do seio, o osso apical perto da parede do seio é removido.

O "Segmento Dentoalveolar de Transporte" inclui o córtex vestibular e o osso esponjoso que envolve a raiz do canino. O distractor é agora experimentado no canino e no primeiro molar. O dispositivo é ativado vários milímetros e recolocado na sua posição original [Fig. 4] A incisão é fechada com suturas. O procedimento cirúrgico dura aproximadamente 30 minutos para cada canino, com mais dissecção e osteotomias realizadas no vestíbulo. A distração rápida do canino do osso dentoalveolar é feita p e l o princípio da distração do PDL [3338].

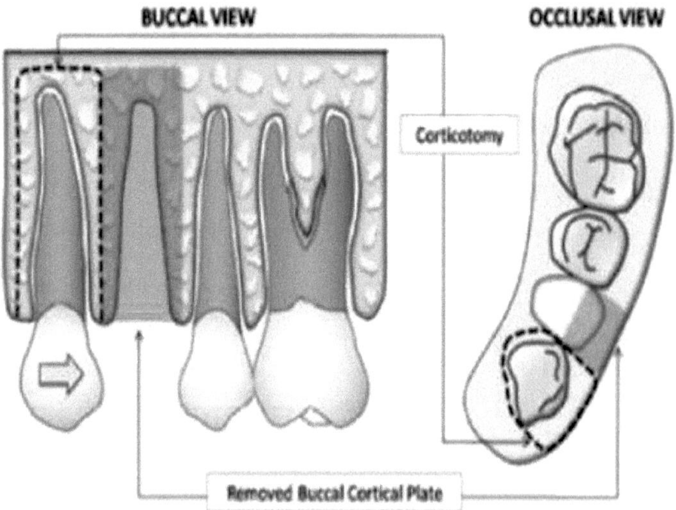

Fig - 2 Técnicas cirúrgicas envolvendo corticotomias verticais e horizontais após a remoção da placa cortical vestibular em relação ao alvéolo de extração O segmento dentoalveolar será utilizado como unidade de transporte para transportar o canino posteriormente

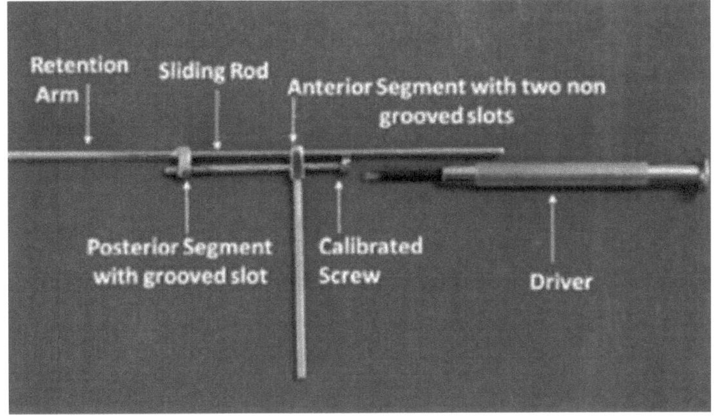

Fig - 3 Dispositivo distrator feito à medida

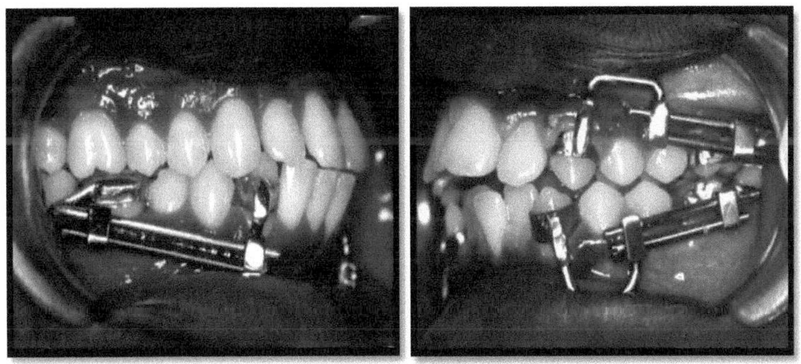

Fig -4 Aparelhos de distração canina

Protocolo de distração:

O distractor é ativado duas vezes, numa quantidade total de 0,8 mm por dia, cada uma consistindo numa volta completa de 360^0 . A distração consiste no movimento gradual do segmento ósseo vascularizado que contém o dente canino ou "disco de transporte", sendo necessárias menos de duas semanas para que o canino entre em contacto com o segundo pré-molar. Em seguida, o distrator é removido e o tratamento com aparelho ortodôntico fixo é iniciado concomitantemente à consolidação. Ligaduras são colocadas entre o canino e o primeiro molar sob o fio da arcada e são mantidas por pelo menos três meses para a consolidação (Iseri, Kişnişci, Bzizi & Tuz, 2005[36] [Fig. 5].

Ambas as técnicas aceleraram o movimento dentário sem reabsorção radicular significativa, anquilose e fratura radicular em todos os estudos. No entanto, houve resultados contraditórios em relação ao teste de vitalidade eléctrica dos caninos retraídos. Por exemplo, Liou (1997)[31] relatou que 9 de 26 dentes apresentaram vitalidade positiva, enquanto Sukurica (2007)[33] disse que alguns dentes apresentaram vitalidade negativa após o sexto mês de retração. Portanto, ainda existem algumas incertezas em relação a essa técnica.

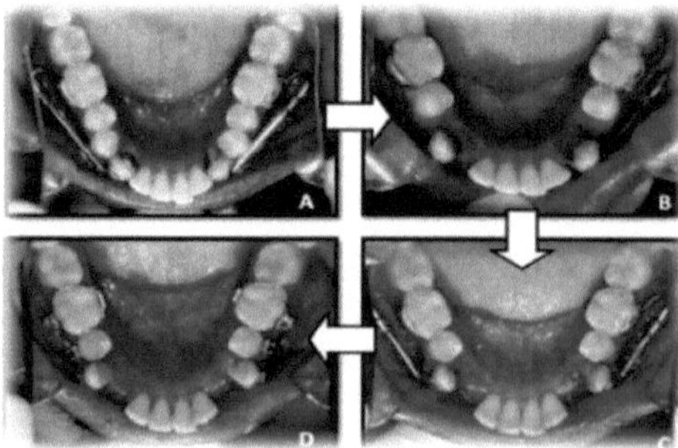

Fig - 5, (A) Pré-distração; (B) Durante a fase de distração (6 dias); (C) & (D) pós-distração (14 dias)

Corticotomia:

A Corticotomia é um procedimento cirúrgico em que apenas o osso cortical é cortado, perfurado ou alterado mecanicamente, sem qualquer alteração do osso medular, sendo realizada sem envolvimento do osso medular, ao contrário das osteotomias que envolvem a espessura do osso.

Procedimento:

Elevação de toda a espessura do retalho mucoperiosteal bucal e lingual, posicionando os cortes de corticotomia com um armamento cirúrgico piezoelétrico ou um micro motor sob irrigação. Segue-se a colocação de material de enxerto nos locais necessários para aumentar a espessura do osso [Fig. 6].

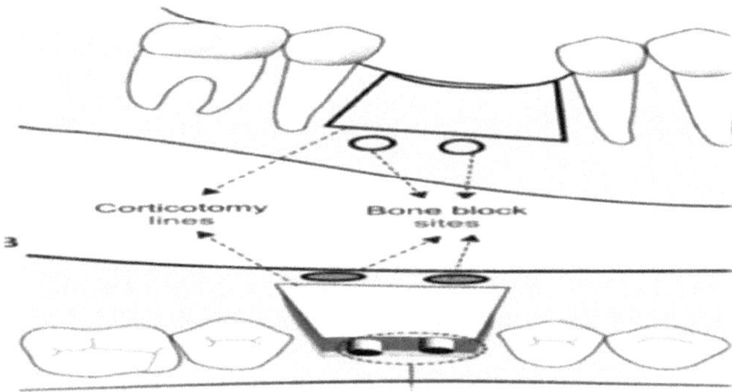

Fig -6, Esquema do procedimento de Corticotomia. A: Vista sagital. B: Vista oclusal

Vantagens

* ❖ O osso pode ser aumentado e os defeitos periodontais podem ser evitados

* ❖ Alterações mínimas no aparelho de fixação periodontal

* ❖ Duração mínima do tratamento e aumento da taxa de movimentação dentária

* ❖ Menos reabsorção radicular

Desvantagens:

* ❖ Elevada morbilidade associada ao procedimento.

* ❖ Procedimento invasivo.

* ❖ Possibilidade de danos nas estruturas vitais adjacentes.

* ❖ Dor pós-operatória, inchaço, possibilidade de infeção, necrose avascular.

* ❖ Baixa aceitação por parte do doente.

Kole (1959)[40] explicou que, quando exposto a forças ortodônticas, um movimento em bloco de todo o segmento cortical alveolar é aumentado devido à redução da resistência, que é conectada pelo osso medular mais macio, incluindo os dentes confinados [41].

Suya (1991)[42] especificou que, após a Corticotomia, a maioria dos tratamentos ortodônticos deve ser concluída nos primeiros três a quatro meses e antes da fusão das unidades dente-osso.

Recentemente, Wilcko (2001 e 2008)[43-44] desenvolveu uma técnica patenteada denominada Ortodontia Osteogénica Acelerada (AOO)[43] ou Ortodontia Osteogénica Periodontalmente Acelerada (PAOO)[44] . Exceto no que diz respeito às decorticações selectivas sob a forma de linhas e pontos que são realizadas sobre todos os dentes a serem movidos; esta técnica é semelhante à Corticotomia convencional. Além disso, para aumentar o osso confinante, um enxerto ósseo reabsorvível é colocado sobre os locais cirúrgicos durante a movimentação dentária.

Após uma ou duas semanas do período de cicatrização, a movimentação dentária ortodôntica é iniciada e seguida com uma taxa de ativação mais rápida em intervalos de duas semanas. Usando esta técnica, Wilcko[43-44] relatou um movimento dentário rápido a uma taxa de 3 a 4 vezes maior do que o movimento ortodôntico convencional, devido a um estado de osteopenia reversível do osso alveolar que circunda os dentes envolvidos durante o movimento ortodôntico e não ao movimento de bloqueio ósseo, como alegado por Köle et al. [43]

Durante as corticotomias, para expor o osso, a gengiva e o periósteo são elevados. São efectuados os cortes de osteotomia e a superfície óssea é perfurada entre os cortes de osteotomia (Figuras 7). As superfícies ósseas decorticadas são cobertas com uma mistura de osso bovino desmineralizado liofilizado e plasma rico em plaquetas sanguíneas (figuras 7).

O retalho cirúrgico é suturado. O novo volume de osso facilita uma maior amplitude de movimentação dos dentes em direção às áreas. No prazo de uma semana após a cirurgia, é iniciado o tratamento ortodôntico. É a chamada terapia ortodôntica osteogénica acelerada periodontalmente [PAOO]. Esse movimento dentário facilitado ocorrerá apenas próximo aos dentes corticotomizados. De acordo com os irmãos Wilcko, o tempo de tratamento pode ser reduzido de ⅓ ou ¼ do tempo de tratamento que é normalmente necessário.

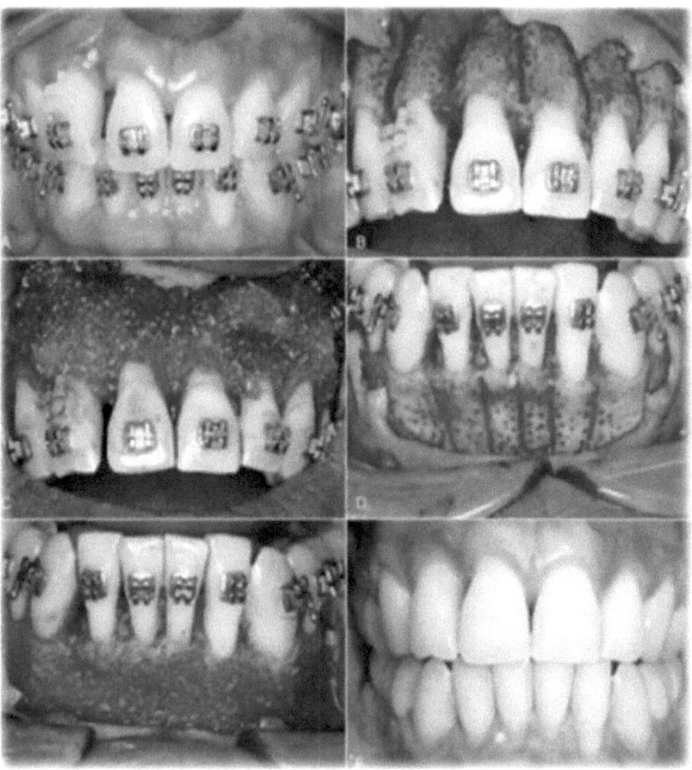

Muitos estudos publicados sobre a Corticotomia foram ensaios clínicos aleatórios. Entre eles, um era um estudo com animais e os restantes envolviam seres humanos. Estudos recentes em animais acrescentaram mais evidências ao efeito da Corticotomia e dos movimentos dentários assistidos por Osteotomia [CAOT]. Ren et al. (2007)[45] avaliaram os efeitos da Corticotomia Interseptal alveolar e da extração no movimento dentário ortodôntico em beagles. O dente do lado experimental movimentou-se mais rapidamente do que o dente do lado de controlo, sem qualquer reabsorção radicular ou lesão pulpar irreversível.

Mostafa et.al (2009)[46] relataram uma taxa duplicada de movimentação dentária após a corticotomia em cães e atribuíram este facto ao aumento observado na renovação óssea e ao

43

fenómeno RAP. Dois estudos histológicos recentes foram realizados para avaliar a resposta dos tecidos às decorticações.

Sebaoun et al. (2008)[47] verificaram um aumento da renovação da esponjosa alveolar devido a decorticações alveolares. Três semanas após a cirurgia, a atividade catabólica (contagem de osteoclastos) e a atividade anabólica (taxa de aposição) eram três vezes maiores, a espongiosa calcificada diminuiu duas vezes e a superfície PDL aumentou duas vezes. Este aumento dramático do turnover ósseo diminuiu para um estado estacionário na décima primeira semana após a cirurgia. O efeito observado da Corticotomia foi localizado na área imediatamente adjacente aos cortes da decorticação.

Lei Wang et al. (2009)[48] explicaram a sequência de eventos que ocorrem após a corticotomia em ratos. Verificou-se que produziram reabsorção óssea à volta dos dentes móveis no 21º dia após a cirurgia e que a área voltou a ser preenchida com osso após 60 dias. Este estudo confirma a ocorrência de osteopenia reversível durante a Corticotomia e Osteotomia assistida por movimentos dentários [CAOT].

A aplicação desta técnica à terapia com alinhadores transparentes permite-nos facilitar os movimentos biomecanicamente mais complicados que devem ser incluídos numa janela de tempo de aproximadamente 30 alinhadores. De facto, após o procedimento cirúrgico, os alinhadores podem ser mudados ao fim de quatro dias, em vez de 14, o que determinará uma redução significativa do tempo total de tratamento de cerca de dez meses, uma vez que podemos mudar 30 alinhadores nesse período de tempo, em vez de oito. Além disso, o fenómeno aceleratório regional induzido pela corticotomia resulta numa diminuição da densidade do osso tuberculoso, um aumento transitório do turnover ósseo, que dura quatro meses. Durante este período de tempo, os movimentos ortodônticos são acelerados e obtêm-se resultados mais estáveis [49].

Ortodontia osteogénica acelerada periodontalmente (PAOO)

O conceito de RAP prevaleceu durante vários anos até 2001, quando Wilcko et al. introduziram um método que aumenta o volume ósseo alveolar após o tratamento ortodôntico, utilizando enxertos ósseos constituídos por aloenxerto ósseo liofilizado descalcificado (DFDBA).

Combina a cirurgia de corticotomia e o enxerto de osso alveolar e foi designada por ortodontia osteogénica acelerada ou, mais recentemente, por ortodontia osteogénica acelerada periodontalmente (PAOO). Na técnica PAOO, o osso cortical é cicatrizado cirurgicamente em ambos os lados labial e lingual dos dentes a serem movidos, seguido de enxerto. O paciente é visto a cada 2 semanas e a rápida movimentação dentária produzida após a PAOO é substancialmente diferente da movimentação dentária mediada por células do ligamento periodontal.

Técnica cirúrgica:

A técnica cirúrgica para a PAOO consiste em 5 passos, nomeadamente a elevação do retalho, a decorticação, o enxerto de partículas, o encerramento e a aplicação de força ortodôntica.

Design da aba

Um desenho correto do retalho é essencial para o sucesso de qualquer procedimento cirúrgico. No PAOO, o retalho deve proporcionar um acesso adequado ao osso alveolar onde as corticotomias devem ser efectuadas. A preservação da forma gengival também é importante para uma aparência estética adequada. O desenho básico do retalho é uma combinação de um retalho de espessura total no aspeto mais coronal do retalho com uma dissecção de espessura dividida realizada nas porções apicais. [18] O retalho deve ser alargado para além dos locais de corticotomia, mesial e distalmente, para que não sejam necessárias incisões de libertação verticais. Para fins estéticos, a papila entre os incisivos centrais superiores deve ser preservada nos aspectos labial e palatino. O acesso ao osso alveolar labial nesta área é conseguido através de um "túnel" a partir do aspeto distal. [18]

Decorticação

A descorticação refere-se à remoção da porção cortical do osso alveolar. No entanto, deve ser apenas o suficiente para iniciar a resposta RAP e não deve criar segmentos ósseos móveis. Após a elevação do retalho, a decorticação do osso adjacente aos dentes mal posicionados é realizada com brocas redondas de baixa velocidade, sob anestesia local. No procedimento PAOO, a decorticação é realizada em locais clínicos sem entrar no osso esponjoso, evitando o risco de danos às estruturas subjacentes, como o seio maxilar e o canal mandibular. As corticotomias também podem ser realizadas com uma faca piezoeléctrica. [17,19] As corticotomias são colocadas tanto na face vestibular como na face lingual (palatina) do osso alveolar. [18]

43

Enxerto de partículas

Os materiais mais utilizados para o enxerto após a decorticação são o osso bovino desproteinizado, o osso autógeno, o aloenxerto ósseo liofilizado descalcificado ou uma combinação.[18] O enxerto é efectuado na maioria das áreas que foram submetidas a corticotomias. O volume do material de enxerto utilizado é ditado pela direção e quantidade de movimento dentário previsto, a espessura pré-tratamento do osso alveolar e a necessidade de suporte labial pelo osso alveolar. Um volume típico utilizado é de 0,25 a 0,5 ml de material de enxerto por dente. [18]

Técnicas de fecho

O retalho deve ser fechado com suturas interrompidas não reabsorvíveis sem criar tensão excessiva. Não é necessário tamponamento. As suturas são normalmente deixadas no local durante 1 a 2 semanas. [18]

Calendário do tratamento ortodôntico

A colocação de brackets ortodônticos e a ativação dos fios da arcada são normalmente feitas na semana anterior à realização do aspeto cirúrgico da PAOO. No entanto, se procedimentos mucogengivais complexos forem combinados com a cirurgia PAOO, a ausência de aparelhos ortodônticos fixos pode facilitar a manipulação e a sutura do retalho. Após o reposicionamento do retalho, uma força ortodôntica pesada imediata pode ser aplicada aos dentes e, em todos os casos, o início da força ortodôntica não deve ser adiado por mais de 2 semanas após a cirurgia. Um atraso maior não permite tirar o máximo proveito do período de tempo limitado em que a RAP está a ocorrer. O ortodontista tem um tempo limitado para realizar a movimentação dentária acelerada. Esse período é geralmente de 4 a 6 meses, após o qual os movimentos de finalização ocorrem com uma velocidade normal. Devido a essa "janela" limitada de movimentação rápida, o ortodontista precisará avançar rapidamente no tamanho dos arcos, inicialmente utilizando o maior arco possível.

Indicações e aplicações clínicas

Foram comunicadas várias aplicações clínicas do PAOO [3,9,10,19,20,21,22].

A corticotomia foi utilizada para facilitar o movimento dentário ortodôntico e para ultrapassar algumas deficiências do tratamento ortodôntico convencional, como a longa duração necessária, o envelope limitado de movimento dentário e a dificuldade de produzir movimentos em determinadas direcções. Estas aplicações incluem as seguintes:

1. Resolver o apinhamento e reduzir o tempo de tratamento

2. Acelerar a retração do canino após a extração do pré-molar

3. Melhorar a estabilidade pós-ortodôntica

4. Facilitar a erupção de dentes impactados

5. Facilitar a expansão ortodôntica lenta

6. Intrusão de molares e correção de mordida aberta

7. Manipulação de Anchorage

Contra-indicações e limitações

Os pacientes com doença periodontal ativa ou recessão gengival não são bons candidatos a PAOO. Além disso, o PAOO não deve ser considerado como uma alternativa para a expansão palatina assistida cirurgicamente no tratamento da mordida cruzada posterior severa. A PAOO também não deve ser utilizada nos casos em que a protrusão bimaxilar é acompanhada por um sorriso gengival, que pode beneficiar mais com a osteotomia segmentar. [10]

Complicações e efeitos secundários

Embora a PAOO possa ser considerada um procedimento menos invasivo do que a ortodontia assistida por osteotomia ou a expansão rápida assistida cirurgicamente, ainda existem vários relatos de efeitos adversos para o periodonto após a corticotomia, que vão desde a ausência de problemas a uma ligeira perda óssea interdentária e perda de gengiva aderente, até defeitos periodontais observados em alguns casos com uma distância interdentária curta[7,22-24]. Foram relatados hematomas subcutâneos da face e do pescoço após corticotomias intensivas [8,25]. Além disso, é de esperar algum inchaço e dor no pós-operatório durante vários dias.

Não foi relatado nenhum efeito sobre a vitalidade das polpas dos dentes na área da corticotomia[8]. Pesquisas de longo prazo sobre a vitalidade pulpar após a movimentação rápida não foram avaliadas na literatura. Em um estudo com animais, Liou et al.[26] demonstraram vitalidade pulpar normal após movimentação rápida dos dentes a uma taxa de 1,2 mm por semana. No entanto, a vitalidade pulpar merece uma investigação adicional.

É geralmente aceite que alguma reabsorção radicular é esperada com qualquer movimento dentário ortodôntico. Foi relatada uma associação entre o aumento da reabsorção radicular e a duração da força aplicada. A duração reduzida do tratamento com PAOO pode reduzir o risco

43

de reabsorção radicular. Ren et al.[31] relataram a rápida movimentação dentária após a corticotomia em beagles, sem qualquer reabsorção radicular associada ou lesão pulpar irreversível. Moon et al.[32] relataram a intrusão segura e suficiente de molares superiores (intrusão de 3,0 mm em dois meses) usando a corticotomia combinada com um sistema de ancoragem esquelética, sem reabsorção radicular. O efeito a longo prazo da PAOO na reabsorção radicular requer um estudo mais aprofundado.

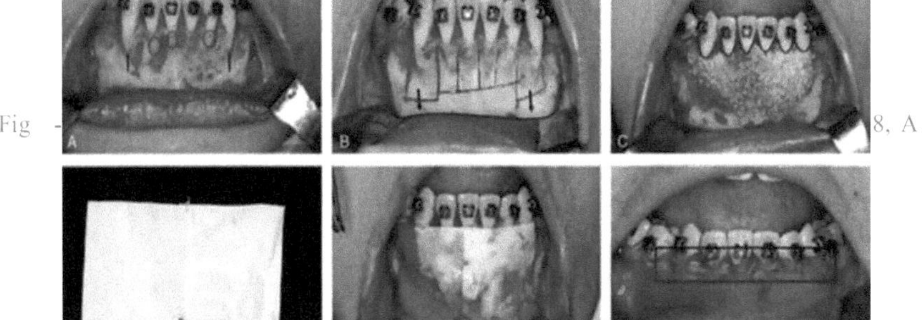

Fig - 8, A corticotomia aumentada da ortodontia periodontal acelerada modificada (PAOO) na região alveolar anterior inferior

Retração imediata do canino após extração de pré-molares

A retração dos caninos é uma das etapas do fechamento de espaço durante o tratamento ortodôntico que envolve a retração anterior. Estudos descobriram que a alteração da resistência do osso alveolar e a taxa de remodelação podem afetar a taxa de movimentação dentária, o grau de inclinação ou o movimento corporal de um dente e, eventualmente, os resultados estéticos do tratamento ortodôntico. Häsler *et al.* compararam a taxa de retração do canino entre o local cicatrizado e o local recentemente extraído no seu estudo piloto e relataram que a mediana do movimento distal do canino para o local cicatrizado foi de 3,92 (variação de 1,53-6,09), enquanto que para o local recentemente extraído foi de 4,60 (variação de 3,07-7,43).

Sugere-se que iniciar a tração precoce do dente após a extração é mais vantajoso em comparação com um período de atraso na retração após a extração. Iniciar a retração no local de extração do pré-molar distalmente, logo a partir das 2 semanas após a extração, resulta num movimento mais rápido do dente,[15] uma vez que existe apenas um fino septo inter-dentário que actua como uma separação entre o tecido conjuntivo fino e o dente, pelo que este deve mover-se rapidamente.

Perspetiva histológica:

Um estudo sobre a investigação histológica e histoquímica da cicatrização do alvéolo alveolar humano em feridas de extração não perturbadas revelou que a cicatrização do local de extração é um processo rápido, de tal forma que as trabéculas ósseas preenchem os dois terços do alvéolo alveolar, a partir da sua base, 1,25 meses (38 dias) após a extração.[28] Este processo de formação óssea rápida atingiu o seu máximo aproximadamente 100 dias após a extração, o que se reflectiu num aumento da radiopacidade na radiografia. Nesta altura, o osso no local da extração era indistinguível do osso normal noutro local ou do processo alveolar

43

adjacente devido à semelhança na radio-densidade.

Outro estudo histológico, que investigou as vantagens da movimentação dentária precoce após a extração versus a movimentação dentária tardia, concluiu que, no local da movimentação dentária tardia, a densidade do osso alveolar era baixa e o tipo de osso era o osso lamelar maduro. Além disso, foi encontrada uma atrofia acentuada do processo alveolar com a aposição de osso periosteal na direção do movimento dentário, com maior tendência para a invaginação da gengiva. Pelo contrário, a densidade óssea em torno do local do movimento dentário precoce era maior, com um osso imaturo. O processo alveolar era mais largo, com uma tendência reduzida para a invaginação da gengiva.[41] Estes resultados histológicos indicam, portanto, que a tração ortodôntica deve ser iniciada numa fase precoce após a extração dos dentes.

A possível razão pode ser atribuída às alterações histológicas, que podem ser o osso imaturo e menos calcificado que rodeia o alvéolo, visto na radiografia periapical como uma densidade óssea reduzida em comparação com a do local de extração cicatrizado, onde a maior parte do osso trabecular se forma apenas 38 dias após a extração, tal como salientado por estudos anteriores.[28,41] O fenómeno da aceleração regional também pode ser um fator para o movimento dentário rápido, uma vez que normalmente atinge o seu pico aos 1-2 meses, uma vez que o seu impacto seria no movimento dentário tanto para o local de extração recente como para o local de extração cicatrizado, pelo que a sua influência poderia ser menos provável para a diferença significativa entre a retração para os dois locais.

Corticisão

Kim e colaboradores[50] estabeleceram uma técnica designada por Corticison com intervenção cirúrgica mínima, também designada por ortodontia rápida minimamente invasiva (MIRO). A corticisão foi iniciada como uma cirurgia dento-alveolar suplementar na terapia ortodôntica para conseguir uma movimentação dentária rápida com uma intervenção cirúrgica mínima.

Procedimento:(fig-9)

A corticison das corticais interproximais com um bisturi reforçado é utilizada como um cinzel fino e um martelo (fig-10) transmucoso sem refletir um retalho. Com 45°-60° de inclinação em relação à gengiva do longo eixo do canino, uma lâmina cirúrgica reforçada com uma espessura de 400 µm localiza a fixação inter-radicular. A lesão cirúrgica deve estar a 2 mm da margem gengival papilar para preservar a crista alveolar e estar 1 mm para além da junção mucogengival. Um movimento de balanço deve puxar a lâmina para fora.

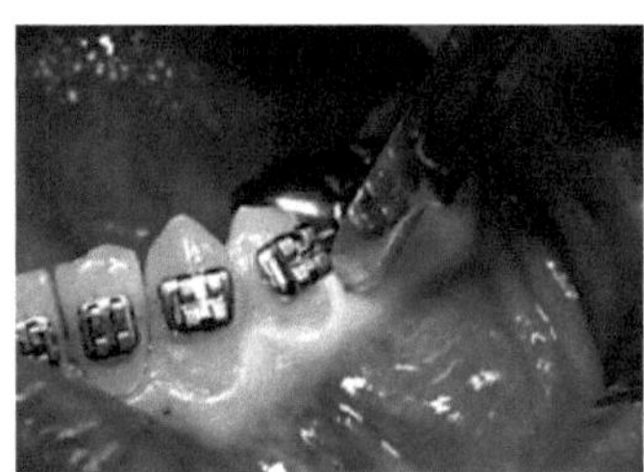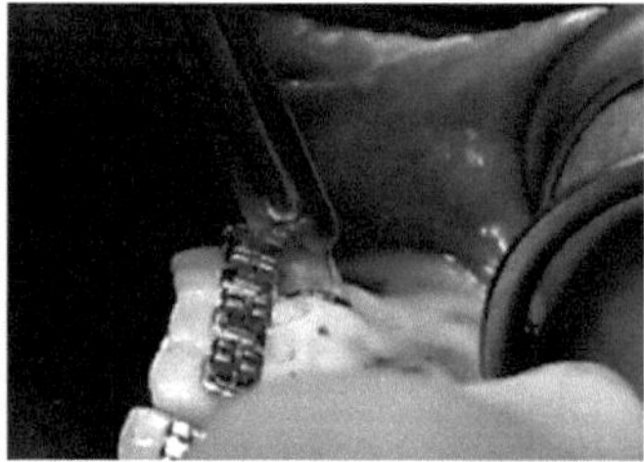

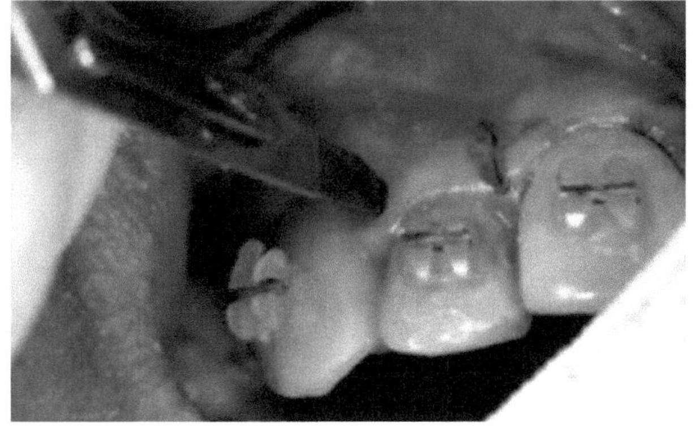

Fig-9

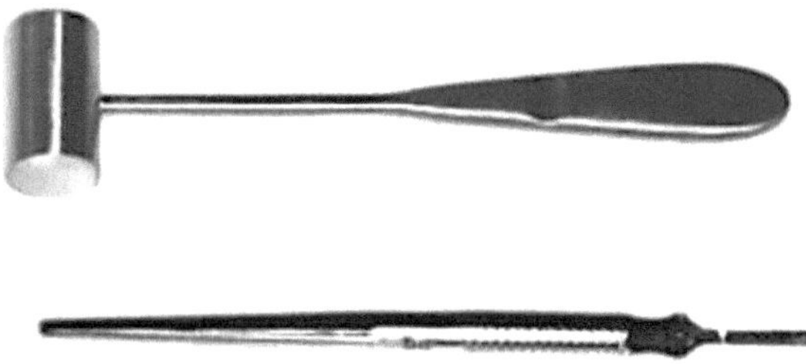

Fig-10: maço e cinzel.

Kim e Park em 2009[50] concluíram que foi observada uma extensa reabsorção direta do osso do feixe com menos hialinização. Aos 28 dias, a média de aposição de osso novo foi 3,5 vezes superior, sem sinais de reabsorção radicular ou outras alterações patológicas nos locais onde foi efectuado o Corticison. A explicação para estes resultados reside na ação do RAP na duração da fase lag. O RAP pode estimular a remoção de tecido hialinizado, encurtando a fase de atraso do movimento dentário. Uma fase lag mais curta permite uma diminuição na duração do tratamento.

Murphy em 2014[51] sugeriu que uma força baixa poderia causar um maior recrutamento de osteoclastos, resultando numa maior reabsorção óssea. Murphy et al em 2016[52] repetiu a experiência com um desenho de estudo semelhante para avaliar o efeito da corticison com forças ortodônticas pesadas e leves na reabsorção radicular. A reabsorção radicular foi avaliada através da identificação de descontinuidades ao longo da superfície da raiz. O volume da raiz foi calculado a partir da análise da micro-CT. A análise histomorfométrica mostrou que as áreas de erosão estavam maioritariamente presentes no lado de compressão da raiz. Verificou-se uma diminuição significativa da área erodida nos grupos de corticisão. Estudos clínicos efectuados em humanos e animais concluíram que a corticisão acelera o movimento dentário de forma semelhante à corticotomia.

Piezocisão

Uma das técnicas mais recentes para acelerar o movimento dentário ortodôntico é a técnica Piezocision. Um procedimento minimamente invasivo envolve a combinação de microincisões corticais piezo-cirúrgicas sem retalho com tunelização selectiva que permite o enxerto de tecidos moles ou de osso. A utilização de piezocirurgia em vez de brocas, em conjunto com as elevações de retalho convencionais, cria um ambiente propício à rápida movimentação dentária. No entanto, esta técnica é bastante invasiva, uma vez que requer uma elevação extensa do retalho e cirurgias ósseas, com desconforto pós-cirúrgico. Como resultado, a comunidade de pacientes não aceitou amplamente esta técnica. Posteriormente, Dibart et al.

[53] introduziu a Piezocisão com menor invasividade a este procedimento.

Procedimento:

É efectuada uma pequena incisão vertical a nível bucal e interproximal.

Esta incisão a nível médio, entre as raízes dos dentes, permitirá a inserção da faca piezoeléctrica.

A ponta do Piezotome é inserida nas aberturas gengivais previamente efectuadas e é feita uma corticotomia piezoeléctrica com 3 mm de profundidade.

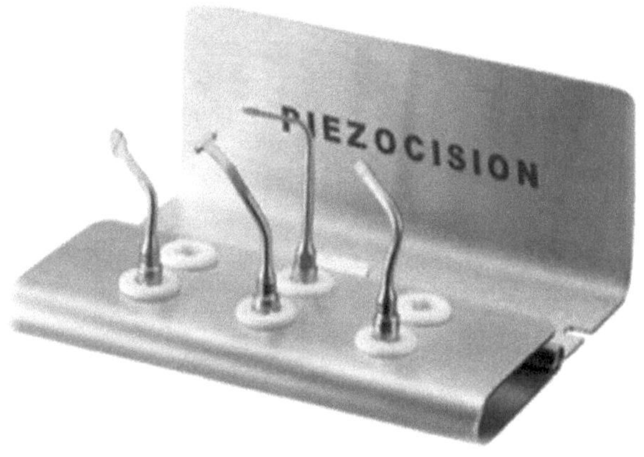

Piezótomos utilizados para piezocisão

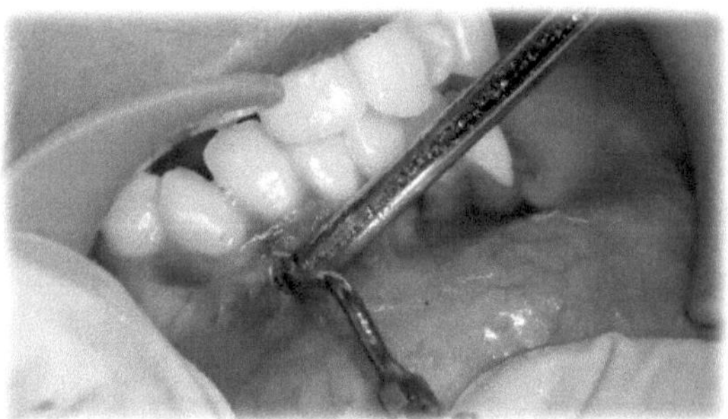

Procedimento de piezocisão

> A decorticação tem de ultrapassar a camada cortical e atingir o osso medular para obter o efeito total do fenómeno de aceleração regional (RAP)

> Nas áreas com gengiva fina ou escassa (recessões) ou com osso bucal cortical fino (deiscências, fenestrações), podem ser adicionados enxertos de tecido duro e/ou mole.

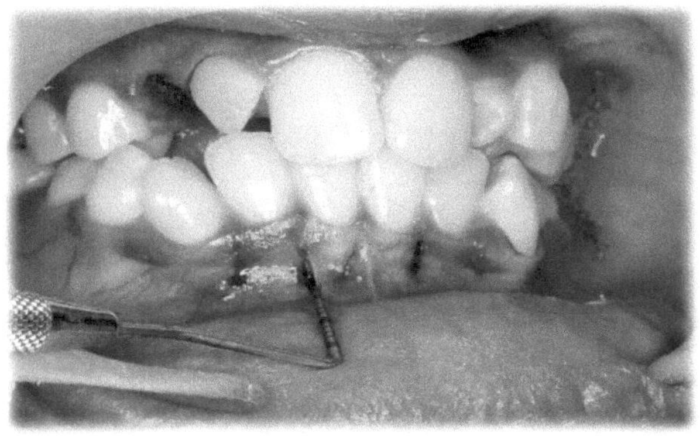

Medição da profundidade de piezocisão com a ajuda de uma sonda periodontal

> O paciente é visto a cada uma ou duas semanas após a cirurgia pelo ortodontista, a fim de mudar os alinhadores ou ativar os fios e tirar partido da fase de desmineralização temporária criada pela Piezocision.

> Isto resulta num movimento dentário mais rápido e na conclusão antecipada do tratamento.

> Após o 5º ou 6º mês de tratamento, o movimento dentário parece abrandar.

> A piezocisão pode agora ser definida como uma outra ferramenta para criar uma ancoragem diferencial.

> Foi demonstrado que a densidade do osso em torno do corte de Piezocision é menor, os valores de ancoragem dos dentes no local da decorticação seriam diferentes.

41

➢ A piezocisão pode ser feita seletivamente à volta dos dentes que vão ser movidos e os valores de ancoragem destes dentes podem ser diminuídos.

➢ Por conseguinte, a necessidade de dispositivos de ancoragem adicionais pode ser eliminada através da conceção da decorticação alveolar de acordo com os movimentos dentários desejados.

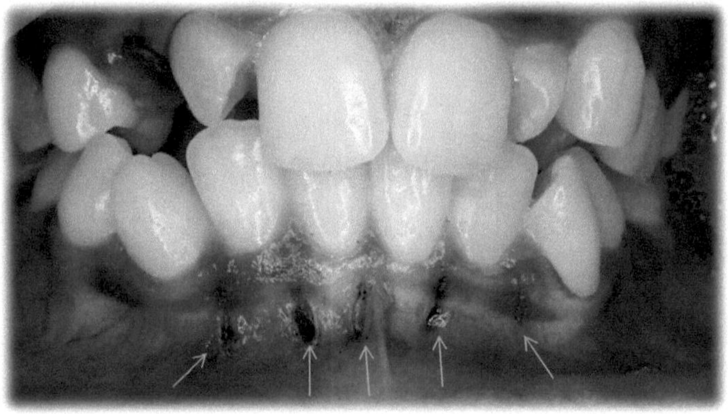

Piezocisão entre os anterios inferiores para reduzir a duração do tratamento e aliviar o apinhamento

Aplicações clínicas:

Generalizada: Se a correção da má oclusão requerer a deslocação de t o d o s os dentes da maxila e da mandíbula ao mesmo tempo.

Localizada: Se a má oclusão afetar apenas uma parte da dentição ou uma arcada (ou seja, caso de apinhamento anterior com uma oclusão posterior perfeita, extrusão de um único dente, intrusões, etc.)

Sequencial: Se a correção da má oclusão exigir uma abordagem "faseada", em que áreas ou segmentos seleccionados da arcada são desmineralizados em alturas diferentes durante o tratamento ortodôntico para ajudar a obter resultados específicos.

A administração de moléculas biológicas exógenas para acelerar a movimentação dentária durante tratamentos ortodônticos tem sido intensamente testada em experiências com animais. No entanto, os ensaios clínicos em humanos são limitados, uma vez que têm de ser administradas ocasionalmente por injecções locais que podem ser dolorosas e causar desconforto aos pacientes, evitando aplicações sistémicas, além de não terem sido testados os seus efeitos secundários durante longos períodos de tempo. No entanto, a administração de certas moléculas tem mostrado resultados promissores; por exemplo, a citocina, PTH, vitamina D e o sistema RANKL/RANK/OPG desempenham um papel importante na remodelação óssea e na movimentação dentária. A relaxina humana não acelera a movimentação dentária em ratos, mas aumenta a mobilidade dentária ao diminuir a organização e a força mecânica do PDL. No entanto, muitos desses mecanismos não são totalmente compreendidos e os mecanismos dependentes da dose também devem ser mais investigados.

Na abordagem física, a terapia com laser de baixa intensidade é o método mais promissor; no entanto, foram apresentados resultados contraditórios. Tal deve-se às diferentes energias,

43

duração e conceção experimental. Além disso, a maioria destas experiências foi efectuada em apenas algumas semanas, o que é um período de tempo muito curto para se notarem quaisquer efeitos secundários. A abordagem cirúrgica é a mais utilizada clinicamente e a mais testada, com previsões conhecidas e resultados estáveis. No entanto, é invasiva, agressiva, dispendiosa e os doentes não estão abertos a ideias que envolvam cirurgia, a menos que seja a única opção necessária para obter uma boa oclusão. A técnica de piezocisão é uma das mais recentes técnicas de aceleração do movimento dentário e tem bons resultados clínicos, sendo considerada a menos invasiva na abordagem cirúrgica.

Vantagens

✓   É minimamente invasivo, pelo que é mais tolerado pelos doentes

✓   Pode ser utilizada para corrigir defeitos nos tecidos duros e moles

✓   Inchaço e dor pós-operatórios mínimos.

Indicações

1. Maloclusões de classe I com apinhamento moderado a grave (extração e não extração)

2. Maloclusões de Classe II seleccionadas (end-on)

3. Maloclusões de Classe III seleccionadas (dentárias)

4. Correção da mordida profunda e da mordida aberta

5. Distalização de molares

6. Tratamento ortodôntico rápido para adultos

7. Tratamento ortodôntico com alinhadores transparentes

8. Intrusão e extrusão rápida dos dentes

Contra-indicações

1. Pacientes clinicamente comprometidos

2. Doentes que tomam medicamentos que modificam a fisiologia óssea normal (por exemplo, bifosfonatos)

3. Patologia óssea

4. Dentes anquilosados

5. Doentes não cumpridores

6. Doente e/ou operador com um pacemaker ou qualquer outro implante ativo.

Os problemas potenciais incluem lesões radiculares, infeção, defeitos mucogengivais e risco de danos radiculares, uma vez que as incisões e corticotomias são feitas às cegas. Para reduzir o risco de danos radiculares, no entanto, Jorge et al em 2013 sugeriu um método, chamado MIRO (Minimally Invasive Rapid Orthodontic procedure) usando fio de metal como um guia para a colocação das incisões e, posteriormente, os cortes de corticotomia. Colocou guias metálicas entre cada dente, perpendiculares ao fio da arcada principal, e tirou radiografias digitais, para garantir que as guias metálicas não se projectavam sobre as raízes dos dentes. Uma vez confirmada esta situação, procedeu-se às incisões e à corticotomia piezoeléctrica, utilizando os pinos como guia.

Estudos em animais:

Dibart em 2014[59] estudou o mecanismo biológico subjacente ao Piezocision e observou que o Piezocision aumentava a taxa de reabsorção óssea a partir do terceiro dia e continuava até ao 14º dia. Após o 14º dia, o movimento do dente foi a força motriz para a reabsorção óssea. A Piezocisão leva a um aumento da atividade osteoclástica que começa logo no primeiro dia após a cirurgia e dura até 7 dias, sugerindo um efeito contributivo do movimento dentário movimento. A osteopenia transitória induzida pela cirurgia parece ter ajudado a contornar a fase de desfasamento que se segue à fase de deslocação do movimento dentário ortodôntico,

45

daí a rápida aceleração do movimento dentário. b

Estudos em humanos

Aksakalli, em 2016[57] investigou a eficácia do Piezocision na distalização de caninos utilizando medições tridimensionais. Avaliou as alterações transversais, o estado gengival pós-distalização e as pontuações de mobilidade. A distalização de caninos assistida por Piezocision diminuiu a duração total do tratamento e a perda de ancoragem na região molar. Não foram encontradas diferenças nos índices de mobilidade e gengivais. A distalização de caninos assistida por piezocisão diminuiu para metade o tempo de distalização dos caninos e manteve uma boa ancoragem dos molares, sem efeitos perigosos para o periodonto.

Charavet em 2016[58] determinou o efeito do tratamento ortodôntico assistido por Piezocision no tempo de duração do tratamento, na saúde periodontal e nas alterações da crista alveolar. O tempo total de tratamento foi significativamente menor, em média 43% mais rápido. Os parâmetros periodontais e radiográficos foram semelhantes. A satisfação do paciente foi significativamente maior nos pacientes que receberam Piezocision.

Micro-osteoperfuração (MOP)

É um procedimento utilizado para reduzir ainda mais a quantidade de natureza invasiva da intervenção cirúrgica. Envolve a criação de pequenas perfurações do tamanho de um orifício no osso alveolar que rodeia a dentição. Isto inicia a libertação de citocinas para chamar os osteoclastos a aumentar a reabsorção óssea. Assim, ocorre uma aceleração do movimento dentário durante o tratamento ortodôntico.

Para reduzir ainda mais a natureza invasiva da irritação cirúrgica do osso, um dispositivo chamado Propel foi introduzido pela Propel Orthodontics (Fig. 11). Chamaram a este processo Alveocentese, que se traduz literalmente por puncionar o osso.

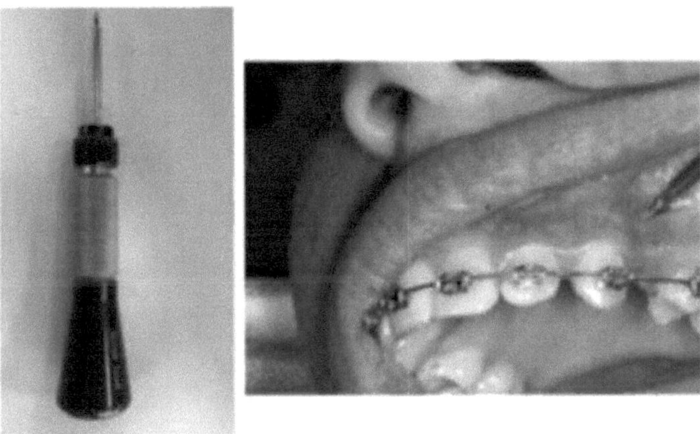

Fig-11: Chave de parafusos para micro-osteoperações e sua aplicação

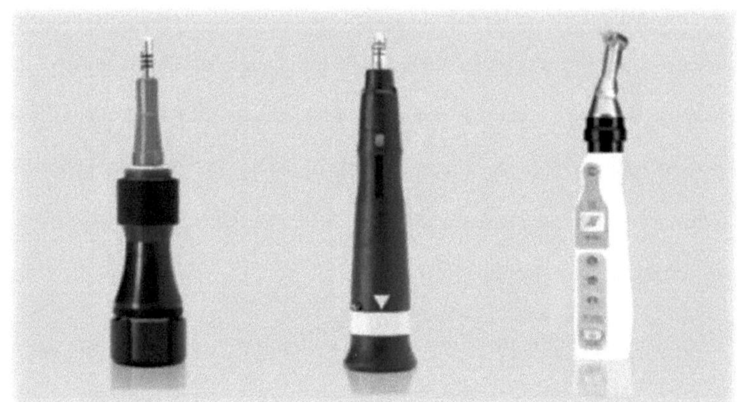

Fig-12: O dispositivo Propel

O dispositivo de perfuração Micro-osteo [PROPEL] está disponível em 3 tipos [Fig. 12]

1)   **Excellerator:** É composto por uma ponta de utilização única e uma pega fina. É composto por um mostrador de profundidade ajustável com as marcas de 0 mm, 3 mm, 5 mm e 7 mm. Pode ser fixado na profundidade desejada rodando no s e n t i d o dos ponteiros do relógio. Para além disso, o

O indicador de profundidade de luz LED contribui para o seu design de fácil utilização. No entanto, o dispositivo destina-se a uma única utilização e não pode ser esterilizado, o que aumenta o custo do tratamento.

2)   **Kit Excellerator RT:** Inclui uma pega grande, uma ponta aberta e duas pontas fechadas. A pega tem um punho texturado e pode ser esterilizada. As duas pontas descartáveis

As pontas fechadas têm graduações de profundidade a 3 mm, 5 mm e 7 mm, enquanto a ponta aberta não apresenta graduações de profundidade.

3)**Kit Excellerator PT:** É composto por uma peça de mão eléctrica, uma unidade de carregamento, um acessório de cabeça contra-angular e pontas descartáveis. A peça de cabeça

43

tem um ecrã digital que mostra o nível da bateria, a velocidade em rpm, o binário e o avanço ou recuo

modo. A acessibilidade em toda a boca é facilitada com a ajuda da fixação da cabeça contra-angular. A maior velocidade de rotação faz com que as pontas entrem facilmente através do osso cortical sem necessidade de aplicação de pressão. Este dispositivo é fornecido como dispositivo estéril descartável pronto a utilizar. O dispositivo possui um seletor de profundidade ajustável e uma seta indicadora no corpo do condutor. O seletor de profundidade ajustável pode ser posicionado para 0 mm, 3 mm, 5 mm e 7 mm de profundidade da ponta, dependendo da área de operação.

Anterior animal estudos têm demonstraram que a realização de micro osteoperfurações (MOPs) no osso alveolar durante o movimento dentário ortodôntico pode estimular a expressão de marcadores inflamatórios levando ao aumento da atividade dos osteoclastos e da taxa de movimento dentário. Mani Alikhani et al (2013), realizaram um estudo cego, num único centro, para investigar este procedimento em humanos. Utilizaram uma mola helicoidal fechada de Ni-Ti, fornecendo uma força constante de 100 g para distalizar o canino maxilar após a extração do primeiro pré-molar. A mola foi ancorada a um TAD distal ao segundo pré-molar e fixada ao canino usando um braço de força através da ranhura vertical do suporte do canino. Foram recolhidas amostras de fluido crevicular gengival (GCF) de cada indivíduo para avaliar o nível de resposta inflamatória. O FGC foi recolhido antes do tratamento ortodôntico, imediatamente antes do início da retração do canino e em cada visita subsequente, entre as 10 e as 12 horas. Essas amostras foram retiradas das fendas distobucais do canino superior. As amostras de FGC foram recolhidas com tiras de papel de filtro (Orafl ow, Smithtown, NY) inseridas 1 mm abaixo da margem gengival nas fendas distobucais do canino durante 10 segundos. Os níveis de citocinas foram medidos utilizando uma matriz de proteínas personalizada para as seguintes citocinas: CCL2 (MCP1), CCL-3, CCL-5 (RANTES), IL-8 (CXCL8), IL-1a, IL-1b, IL-6 e TNF-

a (Raybiotech, Norcross, Ga) de acordo com as instruções do fabricante.

Foram realizadas impressões em alginato no início do estudo, imediatamente antes da retração do canino e 28 dias após o início da retração do canino para monitorizar a taxa de movimento dentário. As moldagens foram imediatamente preenchidas com gesso (sulfato de cálcio). Foram traçadas linhas verticais no molde sobre a superfície palatina do canino e do incisivo lateral, desde o meio da borda incisal até o meio da linha cervical. A distância entre o canino e o incisivo lateral foi avaliada antes e depois da retração do canino em 3 pontos: incisal, terços médio e cervical das coroas. Todas as medições do molde foram efectuadas utilizando um paquímetro digital elétrico (Orthopli Corp, Philadelphia, Pa) com uma precisão de 0,01 mm.

Concluíram o seu estudo afirmando que as MOPs aumentaram significativamente a expressão de citocinas e quimiocinas conhecidas por recrutar precursores de osteoclastos e estimular a diferenciação de osteoclastos. As MOPs aumentaram a taxa de retração canina 2,3 vezes em comparação com o grupo de controlo. As MOPs são um procedimento eficaz, confortável e seguro para acelerar a movimentação dentária, reduzindo assim o tempo de tratamento ortodôntico em 62%.

Mecanismo subjacente à MOP

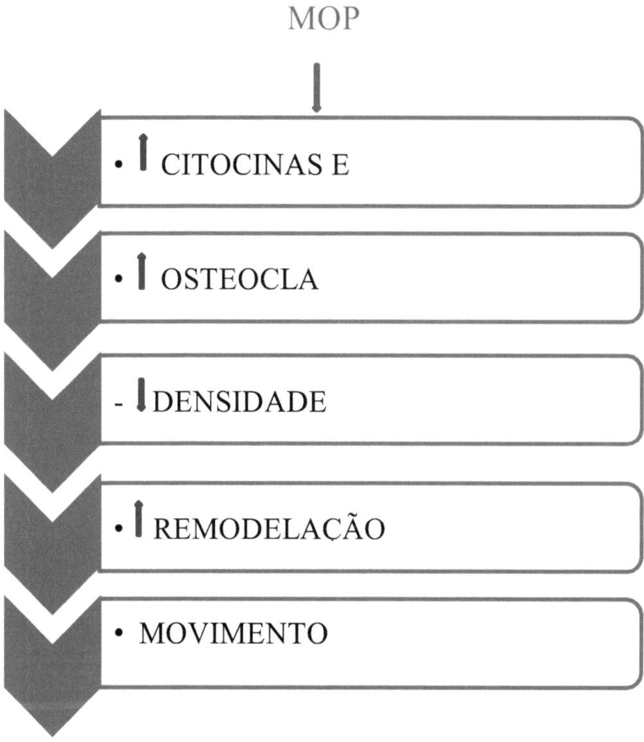

A MOP também pode ser efectuada com mini-implantes. As MOP no osso cortical vestibular foram colocadas para nivelar e alinhar o canino colocado palatalmente, utilizando mini-implantes juntamente com a chave de implante (Fig. 13, 14).

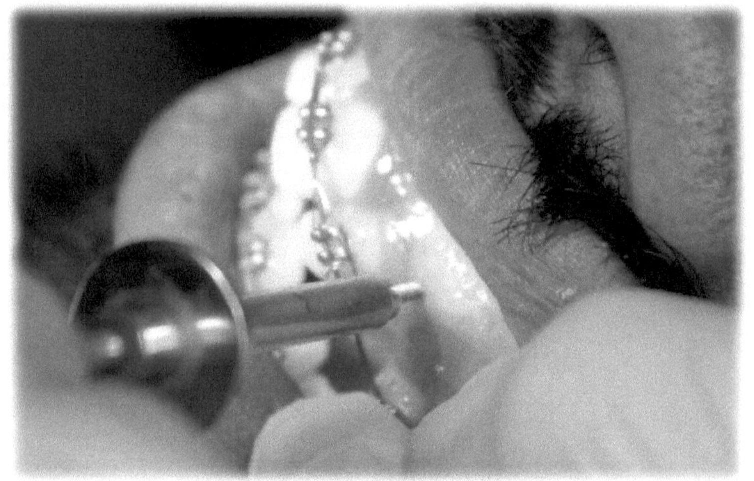

Fig-13:MOP utilizando um mini-implante e uma chave de implante

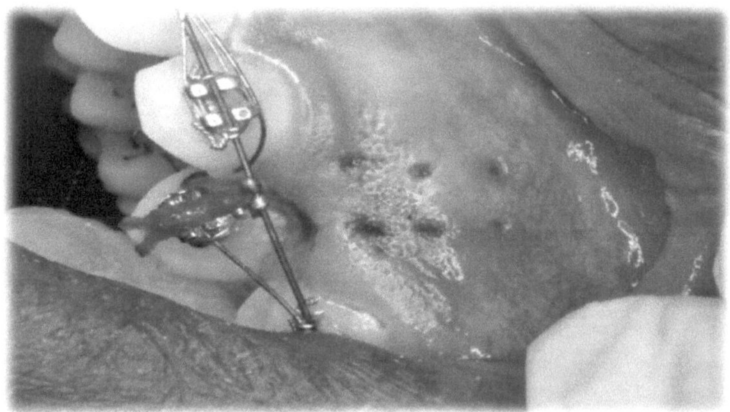

Fig-14 : MOP

Indicações:

As micro-osteoperfurações podem ser utilizadas para aumentar a taxa de movimentação dentária em torno de dentes que têm de ser movimentados a longas distâncias, como a erupção forçada, caninos ectópicos, fecho de espaços edêntulos, etc.

Contra-indicações:

A micro-osteoperfuração não deve ser utilizada nas proximidades de dispositivos de ancoragem, tais como implantes e dentes de ancoragem. Provoca uma redução da densidade do osso na área envolvida e pode causar a perda de ancoragem. Além disso, não pode ser utilizada em doentes com problemas de saúde, como convulsões, doenças hematológicas, diabetes, etc.

Vantagens:

✓ Redução da dor pós-operatória.

✓ É efectuada sob anestesia local infiltrativa, pelo que não há dor durante o procedimento.

✓ Não provoca reabsorção radicular externa.

✓ Maior adesão dos doentes, uma vez que o procedimento é minimamente invasivo, confortável e seguro.

✓ Reduz o tempo de tratamento ortodôntico em 62%.

Desvantagens:

O aumento da atividade das citocinas diminui ao fim de dois meses. Por conseguinte, o procedimento tem de ser repetido de um em um ou de dois em dois meses. Além disso, o dispositivo de micro-osteoperfuração é dispendioso (se for utilizado o Propel), o que aumenta o custo do tratamento.

Limitação:

Estão ainda a ser efectuados estudos para avaliar os seus efeitos a longo prazo, bem como investigações sobre o método MOP, como o número de perfurações necessárias.

ESTIMULAÇÃO MECÂNICA

Apesar de todas as tentativas de tornar os métodos cirúrgicos minimamente invasivos, estes continuam a ser um procedimento invasivo. Este facto levou à descoberta de outras ferramentas que podem acelerar o movimento dos dentes durante o tratamento ortodôntico.

O conceito de utilização de abordagens físicas surgiu da ideia de que a aplicação de forças ortodônticas provoca a flexão do osso (teoria da flexão do osso) e o desenvolvimento de um potencial bioelétrico. O local côncavo ficará carregado negativamente, atraindo os osteoblastos, e o local convexo ficará carregado positivamente, atraindo os osteoclastos.

Terapia laser de baixa intensidade

A fotobiomodulação ou terapia laser de baixa intensidade (LLLT) é uma das abordagens mais promissoras atualmente. O laser tem um efeito bioestimulador na regeneração óssea, que foi demonstrado na sutura palatina mediana durante a expansão palatina rápida[47] e também estimula a regeneração óssea após fracturas ósseas[48,49]. Verificou-se que a luz laser estimula a proliferação de osteoclastos, osteoblastos e fibroblastos, afectando assim a remodelação óssea e acelerando o movimento dentário. O mecanismo envolvido na aceleração do movimento dentário é a produção de ATP e a ativação do citocromo C[38,50,51]. A irradiação laser de baixa energia aumentou a velocidade do movimento dentário através de RANK/RANKL e do fator estimulador de colónias de macrófagos e da expressão do seu recetor.

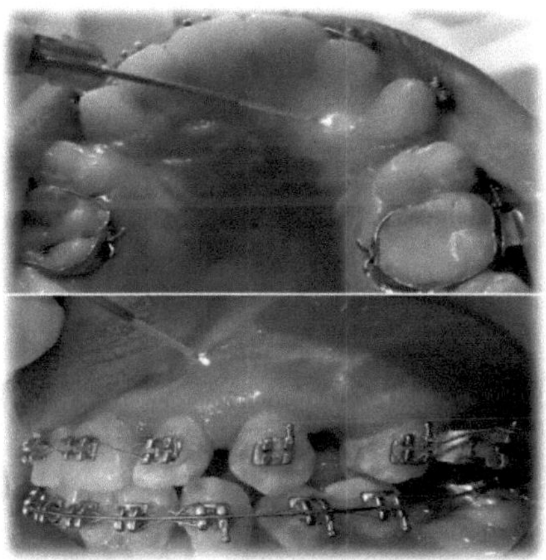

Fig - 15

Experiências em animais mostraram que o laser de baixa intensidade pode acelerar a movimentação dentária. Além disso, foram feitas tentativas de ensaios clínicos nos quais foram utilizadas diferentes intensidades de laser e foram obtidos diferentes resultados [40,42]. A terapia com laser de baixa intensidade pode ser uma técnica muito útil para a aceleração da movimentação dentária, pois aumenta a remodelação óssea sem efeitos colaterais para o periodonto. O comprimento de onda do laser de 800 nm e a potência de saída de 0,25 mW indicaram uma estimulação significativa do metabolismo ósseo, uma rápida ossificação [39,49] e também uma aceleração do movimento dentário até 1,5 vezes em experiências com ratos. Recentemente, num estudo de ensaio clínico, verificou-se que o comprimento de onda do laser utilizado num modo de onda contínua de 800 nm, com uma potência de saída de 0,25 mW e uma exposição de 10 segundos, acelerou o movimento dentário 1,3 vezes mais do que o controlo [42]. Num outro estudo realizado por Kau [41] em 90 indivíduos (73 indivíduos de teste e 17 controlos), verificou-se uma alteração de 1,12 mm por semana nos indivíduos de teste contra 0,49 mm no grupo de controlo. Dito isto, existem muitos resultados contraditórios relacionados com a LLLT. Por conseguinte, são necessárias mais experiências para diferenciar a energia e o comprimento de onda ideais e a duração óptima de utilização.

São utilizadas duas modalidades de fotobioestimulação:

o   **LASERS EMISSORES DE LUZ DE BAIXO NÍVEL (LLLT)**

o   **DÍODOS EMISSORES DE LUZ (LED)**

Ambos os tipos de aplicações utilizam um comprimento de onda de infravermelhos próximos de aproximadamente 600-1000 nm, com uma gama de 730-850 nm, considerada a mais adequada para efeitos fotobioestimuladores.

Biolux OrthoPulse

O OrthoPulse é um dispositivo que utiliza baixos níveis de energia luminosa para estimular o osso que rodeia as raízes e facilita o movimento dos dentes, o que pode reduzir o tempo de tratamento c o m aparelhos ortodônticos ou alinhadores transparentes. Utiliza luz com um comprimento de onda de 800-850 nm. Pode ser ajustado para aplicar a luz apenas nos dentes anteriores, em toda a arcada ou apenas nos dentes posteriores.

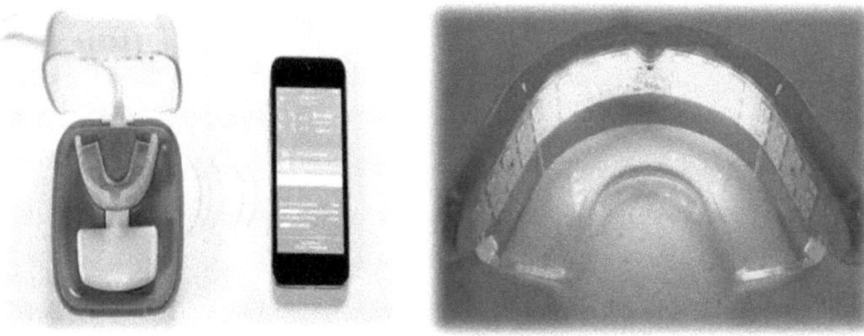

Vibrações cíclicas

Foi demonstrado que os sinais mecânicos oscilatórios de baixo nível (vibrações) aumentam a taxa de remodelação em ossos longos com carga mecânica. A carga dinâmica melhora a formação óssea e aumenta o movimento dentário ortodôntico em comparação com uma força estática.

Nishimura et al, em 2008, utilizaram uma mola de expansão de Ni-Ti no 1st molar de ratos Wistar e aplicaram uma vibração de 60 Hz, 1 m/s2. Afirmaram que os ratos que receberam a vibração apresentaram maior movimentação ortodôntica dos dentes. Nas amostras seccionadas, mostraram aumento da expressão de RANKL nos fibroblastos e osteoclastos do ligamento periodontal dos ratos que receberam vibração.[17]

Liu et al, em 2009, realizaram um estudo em trinta ratos, no qual utilizaram um expansor de

Ni-Ti em forma de ómega para aplicar uma força de 20 g no 1st molar. A vibração mecânica (4 Hz durante 20 min/dia) foi aplicada perpendicularmente à superfície oclusal do primeiro molar. Este regime foi repetido sete vezes, de 3 em 3 dias. Após um exame de micro-CT dos maxilares dos ratos mortos, verificou-se que os ratos que receberam vibração apresentavam um movimento dentário 40% superior.[18]

Acceledent

Este dispositivo é composto por um ativador, que é a parte ativa do aparelho que emite os impulsos de vibração, com uma interface USB através da qual pode ser ligado a um computador para analisar a utilização do aparelho pelo doente, e uma boquilha que entra em contacto com os dentes. É um dispositivo portátil que pode ser carregado como qualquer outro dispositivo eletrónico e tem de ser usado durante 20 minutos por dia. Vários estudos de caso que utilizaram este aparelho demonstraram que os tempos de tratamento podem ser reduzidos até 30-40%.

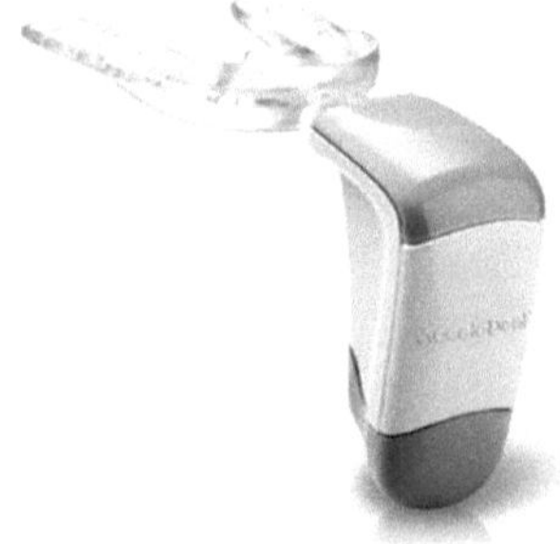

Fig - 16

Corrente eléctrica direta

Outra abordagem é a utilização de corrente eléctrica direta. Esta técnica foi testada apenas em animais, aplicando corrente contínua no ânodo nos locais de pressão e no cátodo nos locais de tensão (por 7 V), gerando assim respostas locais e aceleração da remodelação óssea, como demonstrado por um grupo de investigadores[37]. Os seus estudos foram mais bem sucedidos do que as tentativas anteriores, porque os eléctrodos foram colocados o mais próximo possível do dente em movimento. O volume dos dispositivos e a fonte de eletricidade dificultaram a realização de testes clínicos. Foram feitas várias tentativas para desenvolver células de combustível biocatalíticas para gerar eletricidade intra-oralmente através da utilização de enzimas e glucose como combustível[45,46]. É necessário desenvolver mais o dispositivo elétrico direto e as células de combustível biocatalíticas para que possam ser testados clinicamente.

59

Campos electromagnéticos pulsados

O campo eletromagnético aumenta o nível de um grupo de enzimas responsáveis pela regulação do metabolismo intracelular e, por conseguinte, a proliferação celular, alterando a taxa de troca de sódio e cálcio na membrana celular. Estudos histológicos demonstraram que a remodelação do osso alveolar aumenta não só a atividade das células ósseas no campo magnético, mas também a formação de osso novo na zona de tensão [25].

Stark et al. verificaram que os campos electromagnéticos pulsados em cobaias duplicaram a taxa de movimentação dentária[26]. Darendeiler et al. verificaram que as vibrações electromagnéticas pulsadas produzidas por ímanes de samário-cobalto ou de neodímio-ferro-boro, juntamente com molas helicoidais, induzem uma maior taxa de movimentação dentária [27].

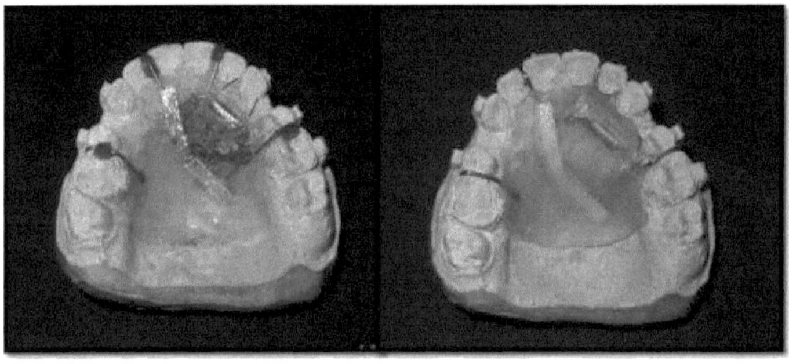

Aparelho de campo eletromagnético pulsado: fabrico sobre molde para retração anterior

60

43

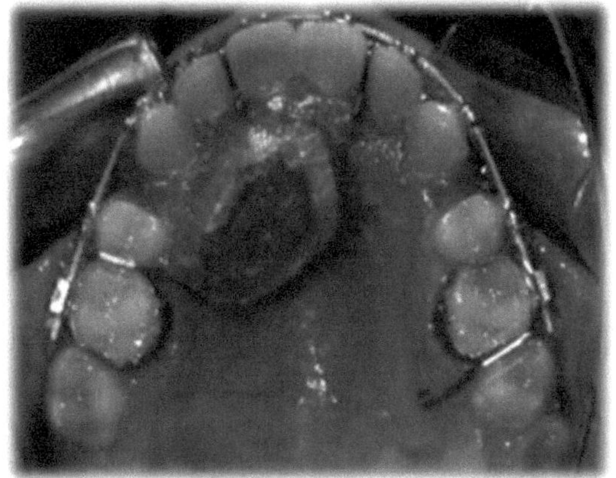

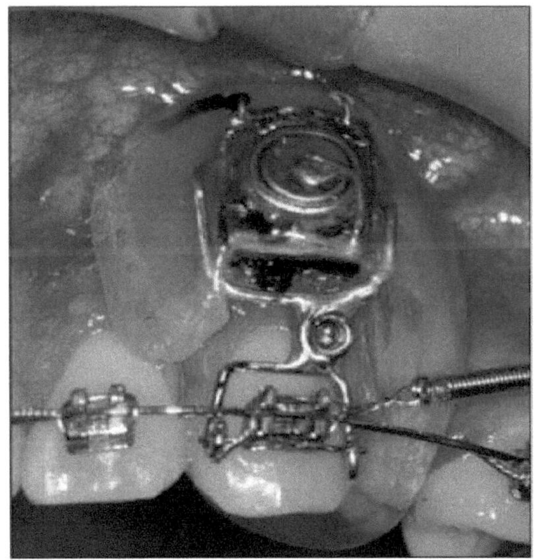

61

Ultra-sons pulsados de baixa intensidade

Para além dos agentes físicos, foi também sugerida a utilização de ultra-sons pulsados de baixa intensidade (LIPUS). Este método utiliza energia mecânica que atravessa os tecidos sob a forma de ondas de pressão acústica.

Procedimento:

Um aparelho elétrico que fornece corrente eléctrica direta colocado na região do dente extraído, são gerados potenciais bioeléctricos que provocam respostas locais e aceleração da modelação óssea. Este procedimento foi realizado por alguns investigadores em animais vivos e revelou-se eficaz na movimentação dentária. Posteriormente, Kim et al realizaram um ensaio clínico em humanos e verificaram uma aceleração de 30% da movimentação dentária quando comparada com a técnica convencional.

Estudos recentes sobre o LIPUS utilizando modelos animais efectuados por Xue et al. demonstraram que existe uma indução da remodelação do osso alveolar. A remodelação ocorreu devido a um aumento na expressão gênica da via de sinalização HGF/Runx2/BMP-2 com o LIPUS. Isso levou a um aumento na velocidade de movimentação dentária durante o tratamento ortodôntico.

El-Bialy et al. observaram que o LIPUS pode reduzir a reabsorção radicular induzida ortodonticamente através da deposição de dentina e cemento para criar uma camada preventiva da reabsorção radicular.

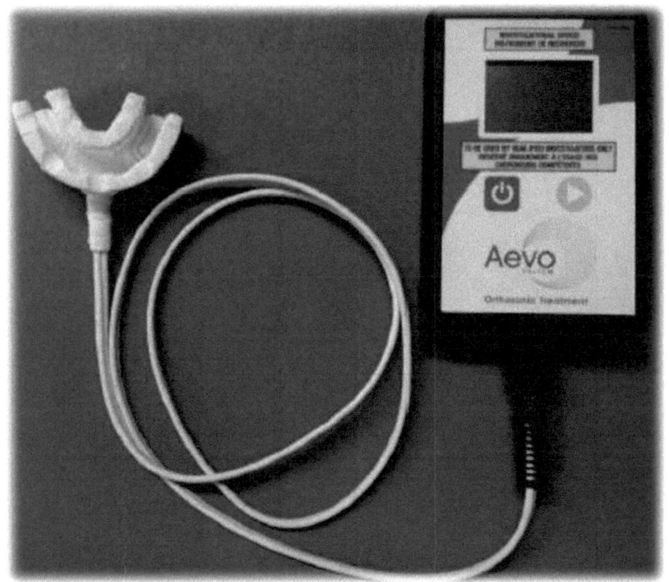

Aparelho de ultrassom pulsado de baixa
intensidade

CONCLUSÃO

O fenómeno da aceleração dentária é ainda um horizonte relativamente novo e os investigadores ainda não conseguiram encontrar uma única técnica ideal e prudente para o paciente.

As técnicas cirúrgicas têm a maioria dos ensaios em humanos e também mostram efeitos muito favoráveis e a longo prazo, contribuindo para a estabilidade e retenção da terapia ortodôntica. No entanto, a invasividade e o custo destas técnicas podem torná-las pouco viáveis para o paciente.

Na abordagem física, a terapia laser de baixa intensidade é o método mais promissor; no entanto, foram apresentados resultados contraditórios. Este facto deve-se aos diferentes desenhos experimentais. A técnica de piezocisão é uma das técnicas mais recentes e também apresenta um bom resultado clínico e é a menos invasiva na abordagem cirúrgica. No entanto, devido à falta de protocolos padronizados, não é possível tirar conclusões baseadas em evidências. Existem poucas evidências disponíveis sobre a eficácia da ortodontia acelerada cirurgicamente. As micro-osteoperfurações são consideradas as melhores abordagens cirúrgicas, devido aos seus resultados promissores na aceleração do movimento dentário ortodôntico [OTM] e à sua natureza não invasiva. Estudos clínicos são necessários para identificar o melhor método para acelerar a OTM, com a devida atenção aos protocolos de aplicação, efeitos adversos, análise de custo-benefício e a inclusão de um maior número de amostras.

BIBLIOGRAFIA

1. Talla R, Kamble R, Dargahwala H. Accelerated orthodontics a Review.
    Eur J Mol Clin Med. 7.

2. Frost HM. The regional acceleratory phenomenon: a review. Henry Ford Hosp Med
    J. 1983;31(1):3–9.

3. Davidovitch Z, Nicolay OF, Ngan PW, Shanfeld JL. Neurotransmitters,
    cytokines, and the control of alveolar bone remodeling in orthodontics.
    Dent Clin North Am [Internet]. 1988;32(3):411–35. Available from:
    http://dx.doi.org/10.1016/s0011- 8532(22)00320-2

4. Saito M, Saito S, Ngan PW, Shanfeld J, Davidovitch Z. Interleukin
    1 beta and prostaglandin E are involved in the response of
    periodontal cells to mechanical stress in vivo and in vitro. Am J
    Orthod Dentofacial Orthop [Internet]. 1991;99(3):226–40.
    Available from: http://dx.doi.org/10.1016/0889- 5406(91)70005-H

5. Udagawa N, Takahashi N, Jimi E, Matsuzaki K, Tsurukai T, Itoh K, et al.
    Osteoblasts/stromal cells stimulate osteoclast activation through
    expression of osteoclast differentiation factor/RANKL but not
    macrophage colony-stimulating factor: receptor activator of NF-kappa
    B ligand. Bone. 1999;25(5):517–23.

6. Drugarin D, Negru S, Cioace R. RANKL/RANK/OPG molecular
    complexcontrol factors in bone remodeling. TMJ. 2003;53:296–302.

7. Kim S-J, Kang Y-G, Park J-H, Kim E-C, Park Y-G. Effects of low-
    intensity laser therapy on periodontal tissue remodeling during relapse
    and retention of orthodontically moved teeth. Lasers Med Sci

[Internet]. 2013;28(1):325–33. Available from:

http://dx.doi.org/10.1007/s10103-012-1146-8

8. Simonet WS, Lacey DL, Dunstan CR, Kelley M, Chang MS, Lüthy R, et al. Osteoprotegerin: a novel secreted protein involved in the regulation of bone density. Cell [Internet]. 1997;89(2):309–19. Available from: http://dx.doi.org/10.1016/s0092-8674(00)80209-3

9. Oshiro T, Shiotani A, Shibasaki Y, Sasaki T. Osteoclast induction in periodontal tissue during experimental movement of incisors in osteoprotegerin-deficient mice. Anat Rec [Internet]. 2002;266(4):218–25. Available from: http://dx.doi.org/10.1002/ar.10061

10. Kanzaki H, Chiba M, Arai K, Takahashi I, Haruyama N, Nishimura M, et al. Local RANKL gene transfer to the periodontal tissue accelerates orthodontic tooth movement. Gene Ther [Internet]. 2006;13(8):678–85. Available from: http://dx.doi.org/10.1038/sj.gt.3302707

11. Meikle MC. The tissue, cellular, and molecular regulation of orthodontic tooth movement: 100 years after Carl Sandstedt. Eur J Orthod [Internet]. 2006;28(3):221–

40. Available from: http://dx.doi.org/10.1093/ejo/cjl001

12. Burstone CJ, Tanne K. Biomechanical basis of tooth movement. Nihon Kyosei Shika Gakkai Zasshi. 1986;45(4):541–51.

13. Garlet TP, Coelho U, Silva JS, Garlet GP. Cytokine expression pattern in

14. compression and tension sides of the periodontal ligament during orthodontic tooth movement in humans. Eur J Oral Sci [Internet]. 2007;115(5):355–62. Available from: http://dx.doi.org/10.1111/j.1600-0722.2007.00469.x

15. Leiker BJ, Nanda RS, Currier GF, Howes RI, Sinha PK. The effects of

exogenous prostaglandins on orthodontic tooth movement in rats. Am J Orthod Dentofacial Orthop [Internet]. 1995;108(4):380–8. Available from: http://dx.doi.org/10.1016/s0889-5406(95)70035-8

16. Krishnan V, Zahrowski JJ, Davidovitch Z. The effect of drugs and diet on orthodontic tooth movement. In: Biological mechanisms of tooth movement. Chichester, UK: John Wiley & Sons, Ltd; 2015. p. 173–87.

17. Kanzaki H, Chiba M, Takahashi I, Haruyama N, Nishimura M, Mitani H. Local OPG gene transfer to periodontal tissue inhibits orthodontic tooth movement. J Dent Res [Internet]. 2004;83(12):920–5. Available from: http://dx.doi.org/10.1177/154405910408301206

18. Yamaguchi M. RANK/RANKL/OPG during orthodontic tooth movement. Orthod Craniofac Res [Internet]. 2009;12(2):113–9. Available from: http://dx.doi.org/10.1111/j.1601-6343.2009.01444.x

19. Takano-Yamamoto T, Rodan GA. A model for investigating the local action of bone-acting agents in vivo: effects of hPTH(1-34) on the secondary spongiosa in the rat. Calcif Tissue Int [Internet]. 1990;47(3):158–63. Available from: http://dx.doi.org/10.1007/bf02555981

20. Nicozisis JL, Nah-Cederquist H-D, Tuncay OC. Relaxin affects the dentofacial sutural tissues. Clin Orthod Res [Internet]. 2000;3(4):192–201. Available from: http://dx.doi.org/10.1034/j.1600-0544.2000.030405.x

21. Han G-L, He H, Hua X-M, Wang S-Z, Zeng X-L. Expression of cathepsin K and IL-6 mRNA in root-resorbing tissue during tooth

movement in rats. Zhonghua Kou Qiang Yi Xue Za Zhi. 2004;39(4):320–3.

22. Bumann A, Carvalho RS, Schwarzer CL, Yen EH. Collagen synthesis from human PDL cells following orthodontic tooth movement. Eur J Orthod [Internet]. 1997;19(1):29–37. Available from: http://dx.doi.org/10.1093/ejo/19.1.29

23. Masella RS, Meister M. Current concepts in the biology of orthodontic tooth movement. Am J Orthod Dentofacial Orthop [Internet].   2006;129(4):458–68.   Available   from: http://dx.doi.org/10.1016/j.ajodo.2005.12.013

24. Nishimura M, Chiba M, Ohashi T, Sato M, Shimizu Y, Igarashi K, et al. Periodontal tissue activation by vibration: intermittent stimulation by resonance vibration accelerates experimental tooth movement in rats. Am J Orthod Dentofacial Orthop [Internet]. 2008;133(4):572–83. Available from: http://dx.doi.org/10.1016/j.ajodo.2006.01.046

25. Kau CH. A radiographic analysis of tooth morphology following the use of a novel cyclical force device in orthodontics. Head Face Med [Internet]. 2011;7(1):14. Available from: http://dx.doi.org/10.1186/1746-160X-7-14

26. Davidovitch Z, Finkelson MD, Steigman S, Shanfeld JL, Montgomery PC, Korostoff E. Electric currents, bone remodeling, and orthodontic tooth movement.

II. Increase in rate of tooth movement and periodontal cyclic nucleotide levels by combined force and electric current. Am J Orthod [Internet]. 1980;77(1):33–47. Available from: http://dx.doi.org/10.1016/0002-9416(80)90222-5

27. Fujita S, Yamaguchi M, Utsunomiya T, Yamamoto H, Kasai K. Low-

energy laser stimulates tooth movement velocity via expression of

RANK and RANKL. Orthod Craniofac Res [Internet]. 2008;11(3):143–

55. Available from: http://dx.doi.org/10.1111/j.1601-6343.2008.00423.x

28. Kawasaki K, Shimizu N. Effects of low-energy laser irradiation on bone

remodeling during experimental tooth movement in rats. Lasers Surg

Med [Internet]. 2000;26(3):282. Available from:

http://dx.doi.org/10.1002/(sici)1096- 9101(2000)26:3<282::aid-

lsm6>3.3.co;2-o

29. Limpanichkul W, Godfrey K, Srisuk N, Rattanayatikul C. Effects of

lowlevel laser therapy on the rate of orthodontic tooth movement.

Orthod Craniofac Res. 2006;9(1):38–43.

30. Kau CH, Kantarci A, Shaughnessy T, Vachiramon A, Santiwong P, Da La-Fuente

A. Extra-oral photobiomodulation in the alignment phase of

orthodontics. Prog Orthod. 2013;

31. Doshi-Mehta G, Bhad-Patil WA. Efficacy of low-intensity laser therapy

in reducing treatment time and orthodontic pain: a clinical investigation.

Am J Orthod Dentofacial Orthop [Internet]. 2012;141(3):289–97.

Available from: http://dx.doi.org/10.1016/j.ajodo.2011.09.009

32. Zengo AN, Bassett CA, Pawluk RJ, Prountzos G. In vivo bioelectric

petentials in the dentoalveolar complex. Am J Orthod [Internet].

1974;66(2):130–9. Available from: http://dx.doi.org/10.1016/0002-

9416(74)90232-2

33. Shimizu Y. Movement of the lateral incisors in Macaca fuscata as

loaded by a vibrating force. Nihon Kyosei Shika Gakkai Zasshi.

1986;45(1):56–72.

34. Kakehi N, Yamazaki T, Tsugawa W, Sode K. A novel wireless glucose sensor employing direct electron transfer principle based enzyme fuel cell. Biosens Bioelectron [Internet]. 2007;22(9–10):2250–5. Available from: http://dx.doi.org/10.1016/j.bios.2006.11.004

35. Kolahi J, Abrishami M, Davidovitch Z. Microfabricated biocatalytic fuel cells: a new approach to accelerating the orthodontic tooth movement. Med Hypotheses [Internet]. 2009;73(3):340–1. Available from: http://dx.doi.org/10.1016/j.mehy.2009.03.041

36. Saito S, Shimizu N. Stimulatory effects of low-power laser irradiation on bone regeneration in midpalatal suture during expansion in the rat. Am J Orthod Dentofacial Orthop [Internet]. 1997;111(5):525–32. Available from: http://dx.doi.org/10.1016/s0889-5406(97)70152-5

37. Trelles MA, Mayayo E. Bone fracture consolidates faster with low-power laser. Lasers Surg Med [Internet]. 1987;7(1):36–45. Available from: http://dx.doi.org/10.1002/lsm.1900070107

38. Takeda Y. Irradiation effect of low-energy laser on alveolar bone after tooth extraction. Experimental study in rats. Int J Oral Maxillofac Surg [Internet]. 1988;17(6):388–91. Available from: http://dx.doi.org/10.1016/s0901- 5027(88)80070-5

39. Karu TI. Mitochondrial signaling in mammalian cells activated by red and near-IR radiation. Photochem Photobiol [Internet]. 2008;84(5):1091–9. Available from: http://dx.doi.org/10.1111/j.1751-

1097.2008.00394.x

40. Eells JT, Henry MM, Summerfelt P, Wong-Riley MT, Buchmann EV, Kane M, et al. Therapeutic photobiomodulation for methanolinduced retinal toxicity. Proc Natl Acad Sci. 2003;100(6):3439–44.

41. Liou EJ, Huang CS. Rapid canine retraction through distraction of the periodontal ligament. Am J Orthod Dentofacial Orthop [Internet]. 1998;114(4):372–82. Available from: http://dx.doi.org/10.1016/s0889-5406(98)70181-7

42. Ren A, Lv T, Kang N, Zhao B, Chen Y, Bai D. Rapid orthodontic tooth movement aided by alveolar surgery in beagles. Am J Orthod Dentofacial Orthop [Internet]. 2007;131(2):160.e1-10. Available from: http://dx.doi.org/10.1016/j.ajodo.2006.05.029

43. Sukurica Y, Karaman A, Gürel HG, Dolanmaz D. Rapid canine distalization through segmental alveolar distraction osteogenesis. Angle Orthod [Internet]. 2007;77(2):226–36. Available from: http://dx.doi.org/10.2319/0003-3219(2007)077[0226:RCDTSA]2.0.CO;2

44. Kişnişci RS, Işeri H, Tüz HH, Altug AT. Dentoalveolar distraction osteogenesis for rapid orthodontic canine retraction. J Oral Maxillofac Surg [Internet]. 2002;60(4):389–94. Available from: http://dx.doi.org/10.1053/joms.2002.31226

45. Işeri H, Kişnişci R, Bzizi N, Tüz H. Rapid canine retraction and orthodontic treatment with dentoalveolar distraction osteogenesis. Am J Orthod Dentofacial Orthop [Internet]. 2005;127(5):533–41; quiz 625. Available from: http://dx.doi.org/10.1016/j.ajodo.2004.01.022

46. Sayin S, Bengi AO, Gürton AU, Ortakoğlu K. Rapid canine

distalization using distraction of the periodontal ligament: a

preliminary clinical validation of the original technique. Angle

Orthod [Internet]. 2004;74(3):304–15. Available from:

http://dx.doi.org/10.1043/0003-

3219(2004)074<0304:RCDUDO>2.0.CO;2

47. Lee W, Karapetyan G, Moats R, Yamashita D-D, Moon H-B, Ferguson DJ, et al.

Corticotomy-/osteotomy-assisted tooth movement microCTs differ. J

Dent Res [Internet]. 2008;87(9):861–7. Available from:

http://dx.doi.org/10.1177/154405910808700904

48. Wilcko WM, Wilcko T, Bouquot JE, Ferguson DJ. Rapid orthodontics

with alveolar reshaping: two case reports of decrowding. Int J

Periodontics Restorative Dent. 2001;21(1):9–19.

49. Baloul SS, Gerstenfeld LC, Morgan EF, Carvalho RS, Van Dyke TE,

Kantarci A. Mechanism of action and morphologic changes in the

alveolar bone in response to selective alveolar decortication-facilitated

tooth movement. Am J Orthod Dentofacial Orthop [Internet].

2011;139(4 Suppl):S83-101. Available from:

http://dx.doi.org/10.1016/j.ajodo.2010.09.026

50. Aboul-Ela SMBE-D, El-Beialy AR, El-Sayed KMF, Selim EMN, El-

Mangoury NH, Mostafa YA. Miniscrew implant-supported maxillary

canine retraction with and without corticotomy-facilitated orthodontics.

Am J Orthod Dentofacial Orthop [Internet]. 2011;139(2):252–9.

Available from: http://dx.doi.org/10.1016/j.ajodo.2009.04.028

51. Han X-L, Meng Y, Kang N, Lv T, Bai D. Expression of osteocalcin during surgically assisted rapid orthodontic tooth movement in beagle dogs. J Oral Maxillofac Surg [Internet]. 2008;66(12):2467–75. Available from: http://dx.doi.org/10.1016/j.joms.2008.06.087

52. Dibart S, Surmenian J, Sebaoun JD, Montesani L. Rapid treatment of Class II malocclusion with piezocision: two case reports. Int J Periodontics Restorative Dent. 2010;30(5):487–93.

53. Hassan N, Sa IT. The effect of using piezocision technique in orthodontic tooth movement on the periodontal condition. Egypt Dent J. 2011;57.

54. Keser EI, Dibart S. Piezocision-assisted Invisalign treatment. Compend Contin Educ Dent. 2011;32(2):46–8, 50–1.

55. Ilizarov GA. The possibilities offered by our method for lengthening various segments in upper and lower limbs. Basic Life Sci [Internet]. 1988;48:323–4. Available from: http://dx.doi.org/10.1007/978-1-4684-8712-1_43

56. Wang L, Lee W, Lei D-L, Liu Y-P, Yamashita D-D, Yen SL-K. Tisssue responses in corticotomy- and osteotomy-assisted tooth movements in rats: histology and immunostaining. Am J Orthod Dentofacial Orthop [Internet]. 2009;136(6):770.e1-11; discussion 770-1. Available from: http://dx.doi.org/10.1016/j.ajodo.2009.05.015

57. Kole H. Surgical operations on the alveolar ridge to correct occlusal abnormalities. Oral Surg Oral Med Oral Pathol [Internet]. 1959;12(5):515-29 concl. Available from: http://dx.doi.org/10.1016/0030-4220(59)90153-7

Generson RM, Porter JM, Zell A, Stratigos GT. Combined surgical and orthodontic management of anterior open bite using corticotomy. J Oral Surg. 1978;36(3):216– 9.

58. Gantes B, Rathbun E, Anholm M. Effects on the periodontium following corticotomy-facilitated orthodontics. Case reports. J Periodontol [Internet]. 1990;61(4):234–8. Available from: http://dx.doi.org/10.1902/jop.1990.61.4.234

59. Suya H. Corticotomy in orthodontics. Hosl E, Baldauf A, editors.

60. Nazarov AD, Ferguson D, Wilcko WM, Wilcko MT. Improved retention following corticotomy using ABO objective grading system. J Dent Res. 2004;83.

61. Mittal S, Singla A. Piezocision assisted orthodontics: a new approach to accelerated orthodontic tooth movement. Innovative Dentistry. 2011;1.

62. Chung H Kau, Abou-Kheir NS, Corona R. Acceleration of tooth movement during orthodontic treatment - a frontier in Orthodontics Ghada Nimeri.

63. Al-Daghreer S, Doschak M, Sloan AJ, Major PW, Heo G, Scurtescu C, et al. Long term e_ect of low intensity pulsed ultrasound on a human tooth slice organ culture. Arch Oral Biol. 2012;57:760–8.

64. Lobre WD, Callegari BJ, Gardner G, Marsh CM, Bush AC, Dunn WJ. Pain control in orthodontics using a micropulse vibration device: A randomized clinical trial. Angle Orthod [Internet]. 2016;86(4):625–30. Available from: http://dx.doi.org/10.2319/072115-492.1

65. Leethanakul C, Suamphan S, Jitpukdeebodintra S, Thongudomporn U, Charoemratrote C. Vibratory stimulation increases interleukin-1 beta

secretion during orthodontic tooth movement. Angle Orthod [Internet]. 2016;86(1):74–80. Available from: http://dx.doi.org/10.2319/111914-830.1

66.	Pavlin D, Goldman ES, Gluhak-Heinrich J, Magness M, Zadro R. Orthodontically stressed periodontium of transgenic mouse as a model for studying mechanical response in bone: The effect on the number of osteoblasts: Pavlin et al. Mechanical response in mouse osteoblasts. Clin Orthod Res [Internet]. 2000;3(2):55–66. Available from: http://dx.doi.org/10.1034/j.1600-0544.2000.030202.x

67.	evaluation of a novel cyclical force generating device in orthodontics. Orthod Pract US. 2010;

68.	ter Haar G. Therapeutic applications of ultrasound. Prog Biophys Mol Biol [Internet]. 2007;93(1–3):111–29. Available from: http://dx.doi.org/10.1016/j.pbiomolbio.2006.07.005

69.	Mundi R, Petis S, Kaloty R, Shetty V, Bhandari M, Buckley MJ, et al. Osteoblasts increase their rate of division and align in response to cyclic, mechanical tension in vitro. Indian J Orthop. 1988;43:225–36.

70.	Kau CH, Nguyen JT, English JD. The clinical evaluation of a novel cyclical force generating device in orthodontics. Orthod Pract US. 2010;1:10–5.

71.	Bowman SJ. The effect of vibration on the rate of leveling and alignment. J Clin Orthod. 2014;48(11):678–88.

72.	Pavlin D, Gluhak-Heinrich J. Effect of mechanical loading on periodontal cells. Crit Rev Oral Biol Med [Internet]. 2001;12(5):414–24. Available from: http://dx.doi.org/10.1177/10454411010120050401

73. Suzuki A, Takayama T, Suzuki N, Sato M, Fukuda T, Ito K. Daily low-intensity pulsed ultrasound-mediated osteogenic differentiation in rat osteoblasts. Acta Biochim Biophys Sin (Shanghai) [Internet]. 2009;41(2):108–15. Available from: http://dx.doi.org/10.1093/abbs/gmn012

74. Miles P, Smith H, Weyant R, Rinchuse DJ. The effects of a vibrational appliance on tooth movement and patient discomfort: a prospective randomised clinical trial. Aust Orthod J. 2012;28(2):213–8.

75. Xue H, Zheng J, Cui Z, Bai X, Li G, Zhang C, et al. Low-intensity pulsed ultrasound accelerates tooth movement via activation of the BMP-2 signaling pathway. PLoS One [Internet]. 2013;8(7):e68926. Available from: http://dx.doi.org/10.1371/journal.pone.0068926

76. Sun JS, Hong RC, Chang WH, Chen LT, Lin FH, Liu HC. In vitro effects of low- intensity ultrasound stimulation on the bone cells. J Biomed Mater Res [Internet]. 2001;57(3):449–56. Available from: http://dx.doi.org/10.1002/1097- 4636(20011205)57:3<449::aid-jbm1188>3.0.co;2-0

77. Adusumilli S, Yalamanchi L, Yalamanchili PS. Periodontally accelerated osteogenic orthodontics: An interdisciplinary approach for faster orthodontic therapy. J Pharm Bioallied Sci [Internet]. 2014;6(Suppl 1):S2-5. Available from: http://dx.doi.org/10.4103/0975-7406.137244